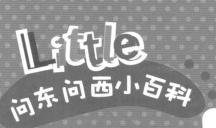
Little
问东问西小百科

U0381170

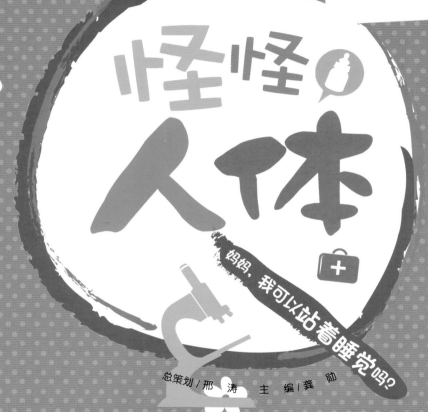
怪怪人体

妈妈，我可以站着睡觉吗？

总策划 / 邢 涛　主　编 / 龚 勋

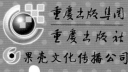

重庆出版集团
重庆出版社
果壳文化传播公司

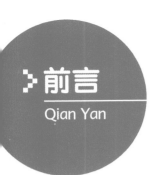

巧问妙答
在千奇百怪的问题中成长!

好奇是成长的原动力

世界,对于孩子而言,总是那么新奇无比、变化多端。在成年人眼里再普通不过的事物,到了孩子们的眼里却总能幻化出新鲜的东西,吸引他们去刨根问底。可以说,处在童年时期的每一个孩子都是一个"问题"小孩,他们的小脑袋瓜里装满了千奇百怪的小问号。

什么动物不喝水也能活?南极和北极,哪边更冷?宇航员在太空怎么尿尿?妈妈,我可以站着睡觉吗?小孩为什么不能当总统?⋯⋯有时,孩子们这些天马行空的"为什么",还真令爸爸妈妈们头疼。各位爸爸妈妈,想解决这个难题吗?让《问东问西小百科》来帮你们的忙吧。

本丛书分为《怪怪动物》《怪怪自然》《怪怪科学》《怪怪人体》《怪怪生活》五册,精心收集了孩子们最感兴趣的话题。动物、自然、科学、人体、生活⋯⋯只要孩子们能发现问题的地方,本丛书都能给予科学而翔实的解答!

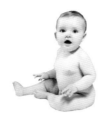

让每位孩子都成为"万事通"

　　本丛书是一套真正能满足孩子们求知欲的亲子读物！书中语言浅显易懂、生动有趣,每个问题都配有大量精美的图片,在轻松愉快的氛围中为孩子们答疑解惑。同时,我们还设置了与主题紧密相关的"智慧小考官"栏目,以求进一步拓展孩子们的视野,为孩子们展示出一个精彩无限的世界。

　　好奇中产生知识,知识里萌发兴趣。孩子们那些看似天马行空、不着边际的疑问, 实则蕴含着很多科学道理。希望这套书能向孩子们诠释出未知世界的美丽,引领他们一步步走进科学园地,在知识的海洋里尽情畅游！

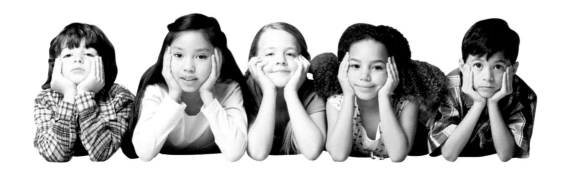

目录 CONTENTS

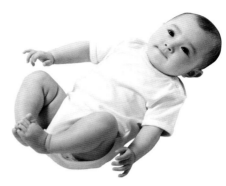

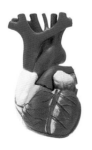

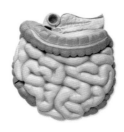

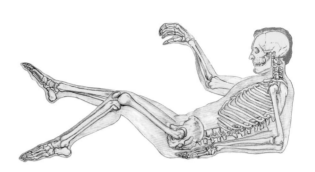

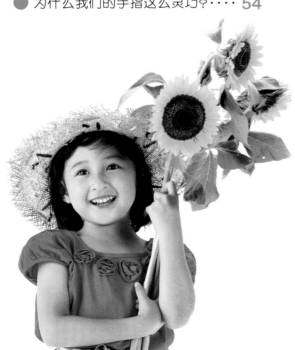

目录 CONTENTS

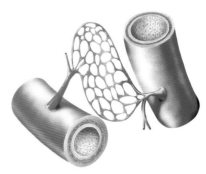

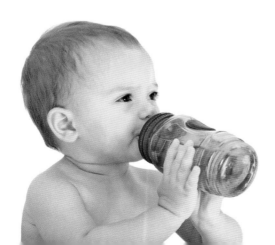

我的身体和别人的一样吗？

wǒ de shēn tǐ hé bié rén de yí yàng ma

在幼儿园里，小朋友的相貌各不相同。有的小朋友是大眼睛、双眼皮，有的却是小眼睛、单眼皮；有的小朋友个子高高的，有的要矮一些；有的小朋友胖胖的，有的却又很瘦弱……

在这个世界上，没有一个人长得和自己一模一样。

我们的样子和别人都不一样，那么，我们身体的内部结构是不是也和别人完全不一样呢？

其实，不管小朋友的外表

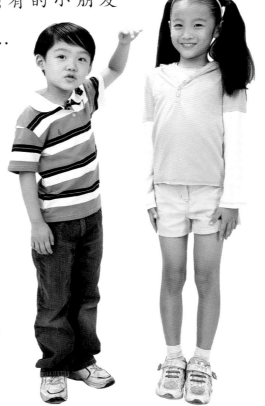

我们每一个人看起来都是独一无二的。

1 >

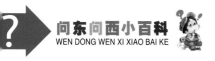
chā yì duō me dà　dà jiā de shēn tǐ jié gòu dōu shì xiāng tóng de　bìng qiě gòu chéng suǒ
差异多么大，大家的身体结构都是相同的，并且构成所

yǒu rén de shēn tǐ de wù zhì yě shì yí yàng de
有人的身体的物质也是一样的。

wǒ men měi yí gè rén dōu yóu tóu　jǐng　qū gàn hé sì zhī zǔ chéng　wǒ men de
我们每一个人都由头、颈、躯干和四肢组成。我们的

shēn tǐ jiù xiàng yì zhī xùn liàn yǒu sù de jūn duì　wǒ men de nǎo dai zé xiāng dāng yú jūn
身体就像一支训练有素的军队，我们的脑袋则相当于军

duì li de sī lìng bù　zhǐ huī zhe wǒ
队里的司令部，指挥着我

men de yí qiè xíng dòng　gǔ gé hé
们的一切行动；骨骼和

jī ròu zhī chēng zhe shēn tǐ de yùn
肌肉支撑着身体的运

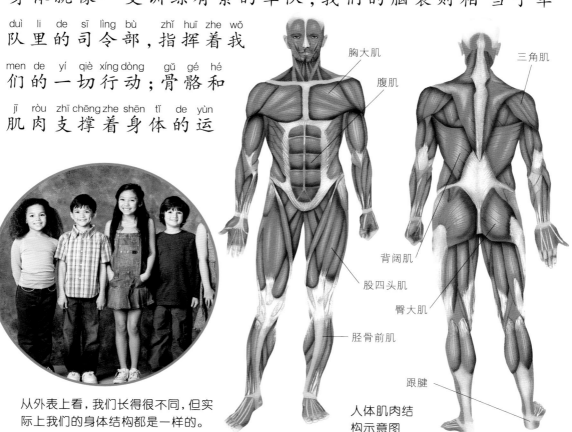

胸大肌

腹肌

三角肌

背阔肌

股四头肌

臀大肌

胫骨前肌

跟腱

人体肌肉结
构示意图

从外表上看，我们长得很不同，但实
际上我们的身体结构都是一样的。

dòng ràng wǒ men xíng dòng zì rú　pí fū bǎo hù zhe shēn
动，让 我 们 行 动 自 如 ；皮 肤 保 护 着 身

tǐ li de qì guān　shǐ tā men bú shòu shāng hài　zhè xiē
体 里 的 器 官 ，使 它 们 不 受 伤 害 。这 些

jié gòu qí xīn xié lì　xiāng hù pèi hé　wǒ men cái néng zhèng
结 构 齐 心 协 力 、相 互 配 合 ，我 们 才 能　正

cháng huó dòng
常 活 动 。

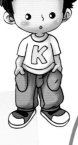

原来我们身体的内部结构都一样啊！

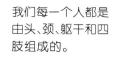

我们每一个人都是由头、颈、躯干和四肢组成的。

智慧 小考官

我们的身体左右对称吗?

　　我们每个人都有两只眼睛、两只耳朵、两只手臂和两条腿等，左右两部分看上去十分对称。但实际上，人体左右两部分并不完全一样，比如，大部分人的右脸比左脸更丰满一些，右手也比左手长一些。

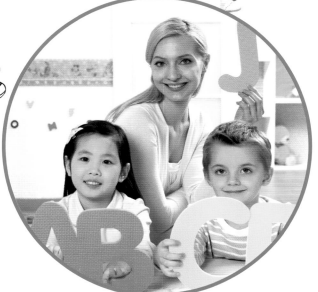

人的体形是各不相同的。

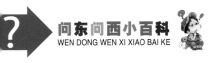
身体是由什么组成的?

shēn tǐ shì yóu shén me zǔ chéng de

小朋友想过没有,我们的身体是
xiǎo péng yǒu xiǎng guo méi yǒu wǒ men de shēn tǐ shì

由什么组成的呢?你一定想不
yóu shén me zǔ chéng de ne nǐ yí dìng xiǎng bu

到,组成我们身体的是许许多
dào zǔ chéng wǒ men shēn tǐ de shì xǔ xǔ duō

多肉眼看不到的细小微粒,它
duō ròu yǎn kàn bu dào de xì xiǎo wēi lì tā

们的名字叫细胞。细胞是人
men de míng zi jiào xì bāo xì bāo shì rén

体构造和功能的基本单位。
tǐ gòu zào hé gōng néng de jī běn dān wèi

每个人的身体里都有好几百种
měi gè rén de shēn tǐ li dōu yǒu hǎo jǐ bǎi zhǒng

细胞,这些细胞形
xì bāo zhè xiē xì bāo xíng

状不同,功能也不
zhuàng bù tóng gōng néng yě bù

仔细看看这些细胞,它们的功能各不相同。

细胞的结构示意图

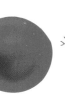

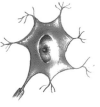

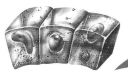

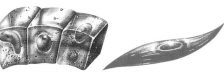

No.1　　　No.2　　　No.3　　　No.4　　　No.5

红细胞　　神经细胞　　肝细胞　　皮肤细胞　　肌肉细胞

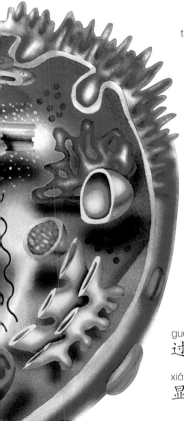

tóng。例如，神经细胞
同。例如，神经细胞

zhǎng de xiàng shù yí yàng　　yǒu
长得像树一样，有

zhī chà　　néng jiē shōu cì jī
枝杈，能接收刺激

xìn hào chuán dǎo xīng fèn　　zhī
信号，传导兴奋，支

pèi qí tā xì bāo de huó dòng
配其他细胞的活动；

jī ròu xì bāo xiàng xiān wéi yí
肌肉细胞像纤维一

yàng　néng shēn suō　děng děng　bú
样，能伸缩，等等。不

guò　　xì bāo fēi cháng xiǎo　　wǒ men zhǐ yǒu zài
过，细胞非常小，我们只有在

xiǎn wēi jìng xià cái néng kàn jiàn tā men
显微镜下才能看见它们。

智慧 小考官

如果细胞也有寿命，它能活多久？

不一样的细胞，寿命也不一样。有的细胞只能活几个小时，而有的细胞却能活十几年。大部分细胞死了以后，都会有新细胞代替它。我们身体里每天总有成千上万的细胞在衰老死亡，同时又有成千上万的新细胞在生成。

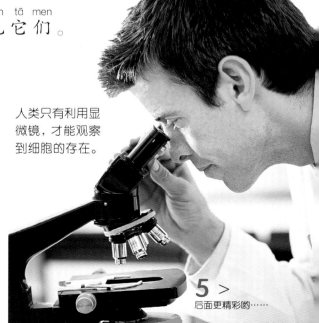

人类只有利用显微镜，才能观察到细胞的存在。

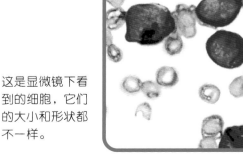

这是显微镜下看到的细胞，它们的大小和形状都不一样。

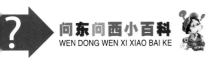
shuí zài guǎn lǐ wǒ men shēn tǐ li de xì bāo
谁在管理我们身体里的细胞?

wǒ men shēn tǐ li de xì bāo shì zěn me xiāng chǔ de ne　dào dǐ shì shuí zài guǎn
我们身体里的细胞是怎么相处的呢?到底是谁在管

lǐ tā men ne　qí shí　xì bāo zhǐ shì zǔ chéng wǒ men shēn tǐ de zuì xiǎo dān wèi　bù
理它们呢?其实,细胞只是组成我们身体的最小单位。不

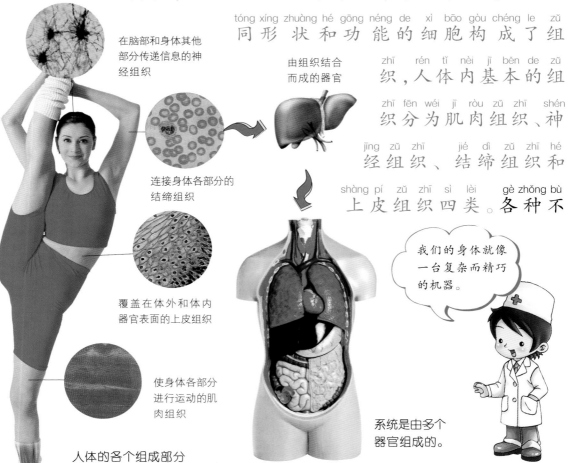

tóng xíng zhuàng hé gōng néng de xì bāo gòu chéng le zǔ
同形状和功能的细胞构成了组

zhī rén tǐ nèi jī běn de zǔ
织,人体内基本的组

zhī fēn wéi jī ròu zǔ zhī shén
织分为肌肉组织、神

jīng zǔ zhī jié dì zǔ zhī hé
经组织、结缔组织和

shàng pí zǔ zhī sì lèi gè zhǒng bù
上皮组织四类。各种不

在脑部和身体其他
部分传递信息的神
经组织

由组织结合
而成的器官

连接身体各部分的
结缔组织

覆盖在体外和体内
器官表面的上皮组织

使身体各部分
进行运动的肌
肉组织

人体的各个组成部分

我们的身体就像
一台复杂而精巧
的机器。

系统是由多个
器官组成的。

6

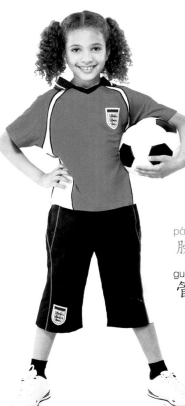

tóng de zǔ zhī lián hé qǐ lái   wán chéng mǒu xiàng gōng
同 的 组 织 联 合 起 来， 完 成 某 项 工

zuò   jiù xíng chéng le qì guān rú xīn zàng gān fèi
作， 就 形 成 了 器 官， 如 心 脏、 肝、 肺

děng   néng gòu wán chéng yì zhǒng huò jǐ zhǒng shēng lǐ
等。 能 够 完 成 一 种 或 几 种 生 理

gōng néng de duō gè qì guān gòu chéng le xì tǒng   rú shèn
功 能 的 多 个 器 官 构 成 了 系 统， 如 肾、

páng guāng děng qì guān gòu chéng mì niào xì tǒng   shì xì tǒng zài
膀 胱 等 器 官 构 成 泌 尿 系 统， 是 系 统 在

guǎn lǐ wǒ men shēn tǐ lǐ de xì bāo
管 理 我 们 身 体 里 的 细 胞。

我们在进行体育运动时，
身体里的器官和系统都
在积极地配合我们。

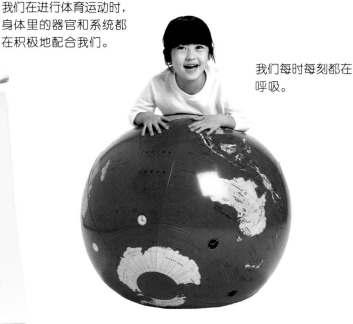

我们每时每刻都在
呼吸。

智慧 小考官

人体最高级的组成部分是
什么？

人体最高级的组成部分是
系统。根据功能的不同，系统可
分为12种，它们是表皮、肌肉、骨
骼、关节、呼吸、循环、免疫、消化、
泌尿、神经、内分泌和生殖系统。

为什么人有时会生病？
wèi shén me rén yǒu shí huì shēng bìng

小朋友，你知道为什么人有时会
xiǎo péng yǒu　　nǐ zhī dào wèi shén me rén yǒu shí huì

生病吗？其实，人会生病是因为一些病原体
shēng bìng ma　　qí shí　　rén huì shēng bìng shì yīn wèi yì xiē bìng yuán tǐ

进入人体，影响了身体里面的器官和细胞的
jìn rù rén tǐ　　yǐng xiǎng le shēn tǐ lǐ miàn de qì guān hé xì bāo de

正常工作。常见的病原体有细菌、病毒、真菌和原生
zhèng cháng gōng zuò　　cháng jiàn de bìng yuán tǐ yǒu xì jūn、bìng dú、zhēn jūn hé yuán shēng

生物四种。这些病原体体积微小，只有借助显微镜才能
shēng wù sì zhǒng　　zhè xiē bìng yuán tǐ tǐ jī wēi xiǎo　　zhǐ yǒu jiè zhù xiǎn wēi jìng cái néng

看到。病原体进入我们的身体后，防御细胞会进行抵御，
kàn dào　　bìng yuán tǐ jìn rù wǒ men de shēn tǐ hòu fáng yù xì bāo huì jìn xíng dǐ yù

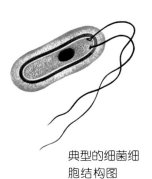

图中的红色物
质是感冒病毒。

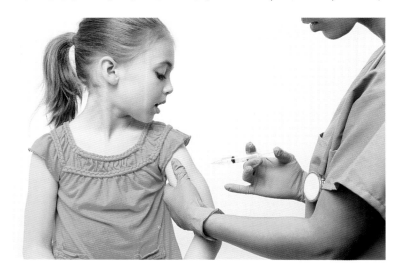

典型的细菌细
胞结构图

如果人不能靠自身抵抗
疾病，就要请医生治疗。

hé bìng mó zuò zhàn　zhè shí　wǒ men de shēn tǐ jiù huì
和"病魔"作战。这时，我们的身体就会

chū xiàn xiāng yìng de fǎn yìng　bǐ rú fā shāo　ké sou huò zhě
出现相应的反应，比如发烧、咳嗽或者

téng tòng děng zhèng zhuàng　dāng fáng yù　xì bāo jiāng bìng yuán tǐ
疼痛等症状。当防御细胞将病原体

xiāo miè hòu　zhè xiē zhèng zhuàng jiù huì xiāo shī
消灭后，这些症状就会消失。

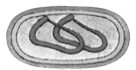
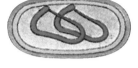
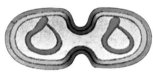

细菌一分为二的
繁殖过程示意图

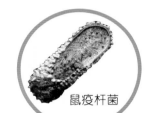

鼠疫杆菌

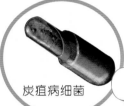

炭疽病细菌

原来，生病是这么回事啊，这些病原体真可恶！

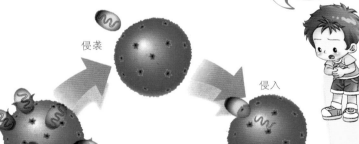

侵袭

侵入

扩散

病毒在细胞上的
繁殖过程示意图

繁殖

击溃

智慧 小考官

什么是病毒?

　　病毒是一些微小的颗粒,比细菌和其他微生物要小得多,可以侵入活细胞并将这个细胞据为己有。它们在活细胞中繁殖生长,并释放新的病毒微粒去传染更多的正常细胞。

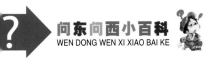
皮肤有什么用？
pí fū yǒu shén me yòng

在我们身体的表面，有一件坚韧、防水的"大衣"，把我们从头到脚，包裹得严严实实。小朋友，你知道这件"大衣"是谁吗？是皮肤，没错！可是，皮肤到底有什么作用呢？

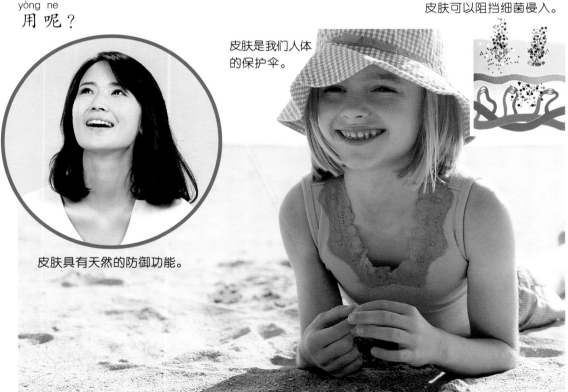

皮肤可以阻挡细菌侵入。

皮肤是我们人体的保护伞。

皮肤具有天然的防御功能。

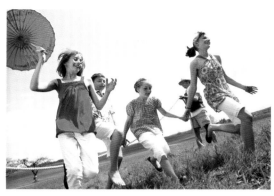

多做做户外运动，能让我们的肤色更加健康。

pí fū de zuò yòng kě dà la
皮肤的作用可大啦！

suī rán pí fū hěn báo què kě fēn
虽然皮肤很薄，却可分

wéi sān céng biǎo pí zhēn pí hé pí xià zǔ
为三层：表皮、真皮和皮下组

zhī biǎo pí wèi yú pí fū de biǎo miàn
织。表皮位于皮肤的表面，

jiù shì wǒ men kě yǐ kàn dào de nà bù
就是我们可以看到的那部

fen tā shì wǒ men shēn tǐ de bǎo hù sǎn néng zǔ zhǐ xì jūn qīn rù wǒ men de shēn
分。它是我们身体的保护伞，能阻止细菌侵入我们的身

tǐ zhēn pí zài biǎo pí de xià miàn jù yǒu bǎo hù nèi bù zǔ zhī de zuò yòng pí
体。真皮在表皮的下面，具有保护内部组织的作用。皮

xià zǔ zhī zài zhēn pí céng xià miàn hán yǒu dà liàng de zhī fáng jù yǒu bǎo wēn zuò yòng
下组织在真皮层下面，含有大量的脂肪，具有保温作用。

智慧 小考官

怎样保持皮肤的健康？

皮肤是我们身体的第一道防卫屏障，因此，保持皮肤健康非常重要。保护皮肤的方法有：健康饮食、补充水分、保持充足的睡眠、不要长时间在阳光下暴晒、保持皮肤清洁等。

皮肤的作用可真大啊！

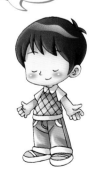

勤洗手，保持皮肤清洁。

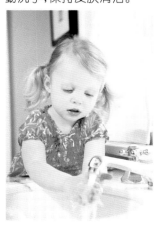

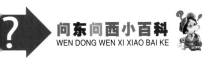
为什么皮肤会冒出"水"来？

wèi shén me pí fū huì mào chū shuǐ lai

tiān rè de shí hou zhǐ yào wǒ men
天热的时候，只要我们

shāo wēi yí yùn dòng pí fū jiù huì mào chū
稍微一运动，皮肤就会冒出

shuǐ lai zhè zhǒng shuǐ qí shí shì
"水"来，这种"水"其实是

hàn wǒ men wèi shén me huì chū hàn ne
汗。我们为什么会出汗呢？

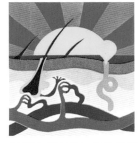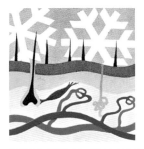

毛细血管扩张，皮肤散热。毛细血管收缩，保持体温。

yuán lái wǒ men shēn tǐ de wēn dù shì héng dìng de yì bān bǎo chí zài shè shì
原来，我们身体的温度是恒定的，一般保持在37摄氏

dù zuǒ yòu rú guǒ wài jiè de wēn dù hé tǐ wēn bù tóng wǒ men shēn tǐ de tiáo jié
度左右。如果外界的温度和体温不同，我们身体的调节

xì tǒng jiù huì jìn xíng tiáo jié yǐ
系统就会进行调节，以

wéi chí zhèng cháng tǐ wēn
维持正常体温。

pí fū shì rén tǐ sàn rè
皮肤是人体散热

de zhǔ yào qú dào dāng wǒ men yùn
的主要渠道，当我们运

dòng guò hòu shēn tǐ wēn dù guò
动过后，身体温度过

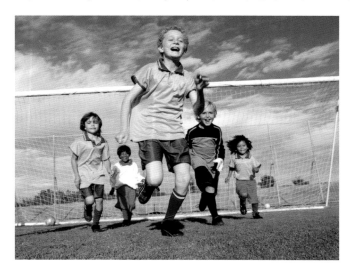

运动过后，我们的身体常
常会出汗。

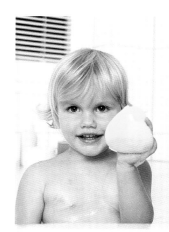

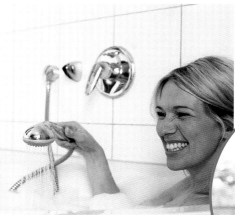

常洗澡才能保持皮肤
的健康。

运动过后，记得补充水分哦！

gāo shí pí fū biǎo miàn de máo kǒng
高时，皮肤表面的毛孔

jiù huì pái chū hàn yè yǐ sàn fā
就会排出汗液，以散发

tǐ nèi de rè liàng zhè jiù shì wǒ
体内的热量，这就是我

men suǒ shuō de chū hàn
们所说的出汗。

měi cì chū hàn hòu wǒ men
每次出汗后，我们

yí dìng yào jì de bǔ chōng shuǐ fèn
一定要记得补充水分，

zhè yàng cái néng bǎo chí shēn tǐ jiàn kāng
这样才能保持身体健康。

我爱运动，
也爱喝水！

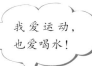

智慧 小考官

为什么要经常洗澡?

小朋友在学习和玩耍了一
段时间后，身上常常会出汗，皮
肤上也会沾染灰尘、细菌等脏东
西。这时，如果不把这些脏东西
及时洗掉，它们就会刺激我们的
皮肤，不利于我们的身体健康。

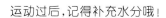

为什么人的肤色会不一样？
wèi shén me rén de fū sè huì bù yí yàng

xiǎo péng yǒu rú guǒ liú xīn guān chá jiù huì fā xiàn
小朋友如果留心观察，就会发现，

lái zì bù tóng guó jiā de rén men yōng yǒu bù tóng yán sè de
来自不同国家的人们拥有不同颜色的

pí fū yǒu bái sè pí fū huáng sè pí fū hái yǒu hēi
皮肤，有白色皮肤、黄色皮肤，还有黑

sè pí fū nǐ zhī dào zhè shì wèi shén me ma qí shí
色皮肤，你知道这是为什么吗？其实，

zhè shì pí fū li de yì zhǒng jiào hēi sè sù de wù zhì dǎo
这是皮肤里的一种叫黑色素的物质捣

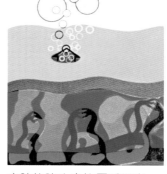

皮肤能防止身体严重脱水。

de guǐ shēng huó zài bù tóng dì qū de rén yīn
的鬼。生活在不同地区的人，因

wèi jiē shòu dào de rì zhào bù tóng tǐ nèi hēi sè
为接受到的日照不同，体内黑色

sù de hán liàng yě bù yí yàng fū sè jiù huì yǒu
素的含量也不一样，肤色就会有

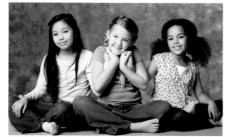

根据肤色的不同，人类被划分为三大人种：
白色人种、黑色人种和黄色人种。

世界上有各种不同肤色的人种。

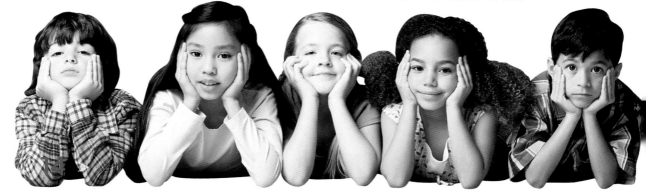

suǒ bù tóng lì rú chì dào shang de jū mín yīn
所不同。例如，赤道上的居民因

wèi jiē shòu de rì zhào jiào duō tǐ nèi hēi sè sù
为接受的日照较多，体内黑色素

de hán liàng jiào duō pí fū jiù huì bǐ qí tā dì
的含量较多，皮肤就会比其他地

qū de rén lüè hēi yì xiē
区的人略黑一些。

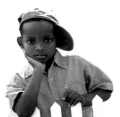

黑种人的皮肤
里黑色素的含
量非常高。

对我们来说，黑色的皮肤意味着健康！

智慧小考官

人类有哪几种肤色?

人类最常见的肤色有白色、黑色和黄色。除此之外，还有一些人有着独特的肤色，比如有的人的皮肤呈红色，还有些呈棕色、褐色等。

白色是欧洲人的常见肤色。

皮肤的剖面图

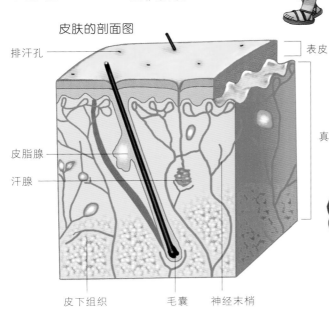

排汗孔

表皮

真皮

皮脂腺

汗腺

皮下组织　　毛囊　　神经末梢

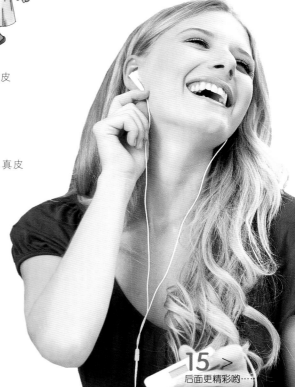

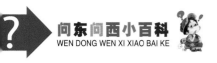
爷爷、奶奶的脸上为什么会长皱纹？

小朋友，你摸过爷爷、奶奶的脸吗？爷爷、奶奶的脸摸起来可不像你的脸那样光滑、有弹性，而是干干的、瘪瘪的，布满了一道道或深或浅的皱纹，就像是被放了气的气球一

小朋友的皮肤光滑而有弹性。

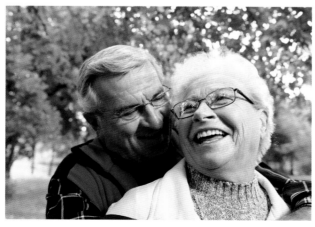

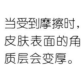

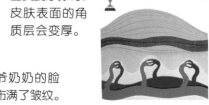
当受到摩擦时，皮肤表面的角质层会变厚。

爷爷奶奶的脸上布满了皱纹。

样。这时候，你一定会问：爷爷、奶奶的脸上为什么会长皱纹呢？

小孩子的皮肤细嫩、光滑，是因为皮肤下的脂肪和其他组织十分丰富，这些物质把皮肤填得满满的，所以皮肤会绷得很紧，摸上去很光滑。但老年人的皮肤就不是这样了。人老了以后，皮下的脂肪就会减少，真皮里面的其他组织也会萎缩，皮肤就会出现许多皱纹。

人步入中年以后，皮下组织会逐渐萎缩，皮肤也会越来越松弛。

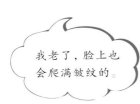

我老了，脸上也会爬满皱纹的。

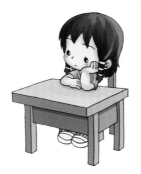

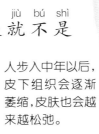

智慧 小考官

小朋友每天要喝多少水呢？

人们只有每天摄入足够的水分，才能保证新陈代谢的正常进行。小朋友们的运动量比较大，所以每天至少要喝 4～6 杯白开水，才能保证皮肤湿润。

为什么我们会有冷和热的感觉?

冬天,我们把所有能够御寒的衣服全都穿在身上,还是会觉得冷;而到了夏天,炎热的天气又让我们大汗淋漓,觉得酷热难熬。这是

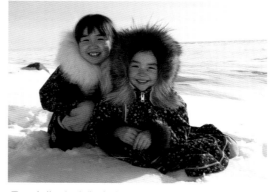

冬天来临时,人们会穿上厚厚的棉衣,以抵御寒冷。

因为在我们的身体里,分布着大量可以感受温度的细胞。这些细胞有的专门感受冷,它

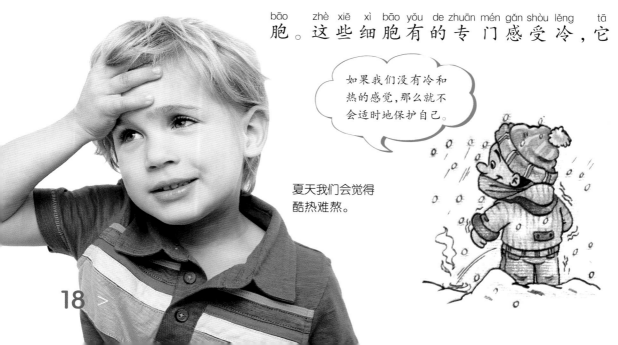

如果我们没有冷和热的感觉,那么就不会适时地保护自己。

夏天我们会觉得酷热难熬。

人体主要感受器的形态

机械感受器　　　　　　　　　温度感受器　　　游离神经末梢

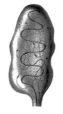 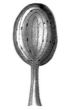 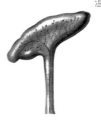 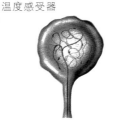 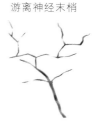

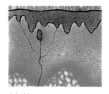 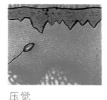 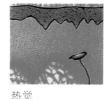 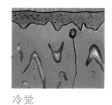 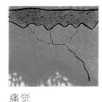

触觉　　　　　　压觉　　　　　　热觉　　　　　　冷觉　　　　　　痛觉

men suǒ zài de pí fū bù wèi jiù jiào zuò lěng diǎn yǒu de zhuān mén gǎn shòu rè tā men
们所在的皮肤部位就叫作冷点；有的专门感受热，它们

suǒ zài de pí fū bù wèi jiào zuò rè diǎn gǎn shòu xì bāo yù dào wài jiè wēn dù de
所在的皮肤部位叫作热点。感受细胞遇到外界温度的

cì jī hòu jiù huì jiāng xìn xī chuán dì dào dà nǎo zhōng
刺激后，就会将信息传递到大脑中，

wǒ men jiù néng gòu chǎn shēng lěng huò zhě rè
我们就能够产生"冷"或者"热"

de gǎn jué le
的感觉了。

智慧 小考官

感受细胞怎样把冷或热的信息传递给大脑？

当皮肤上的冷点或者热点兴奋起来以后，它们会将接收到的信息通过神经末梢传送到大脑的中枢神经，中枢神经发出指令，我们才能感到冷或热。

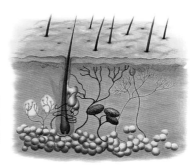

皮肤中有不同的感觉神经末梢，可以感受到触、压、热、冷和痛等不同的刺激。

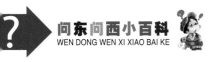
头发为什么有直的、有卷的?

有的小朋友有一头又直又顺的长发,看起来非常漂亮,而有的小朋友则有一头波浪似的卷发,看起来也非常美丽动人。都是头发,为什么有的直、有的卷?

原来,长直发还是长卷发,是由头发根部的毛囊形状决定的,而毛囊的形状则是由人的遗传基因决定

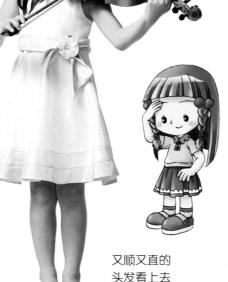

又顺又直的
头发看上去
很漂亮。

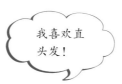

我喜欢直
头发!

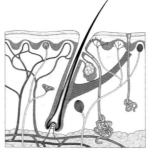

头发的结构

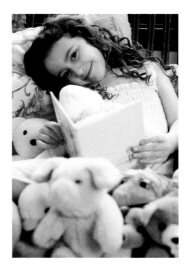

卷发女孩

de rú guǒ wǒ men tóu pí shang de
的。如果我们头皮上的

máo náng xíng zhuàng shì yuán xíng de nà
毛囊形状是圆形的，那

me zhǎng chu lai de tóu fa yě jiù chéng
么长出来的头发也就呈

yuán xíng tóu fa jiù huì yòu zhí yòu
圆形，头发就会又直又

róu shùn rú guǒ máo náng de xíng zhuàng
柔顺；如果毛囊的形状

shì tuǒ yuán xíng huò zhě chéng xì cháng de
是椭圆形或者呈细长的

liè kǒu zhuàng nà me zhǎng chu lai de tóu fa yě
裂口状，那么长出来的头发也

chéng tuǒ yuán xíng huò zhě biǎn píng zhuàng yě jiù
呈椭圆形或者扁平状，也就

shì wǒ men kàn dào de juǎn fà le
是我们看到的卷发了。

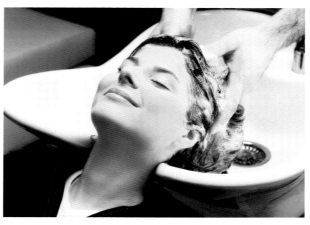

常洗头可以保持头发的清洁。

智慧小考官
头发有什么用处？

头发的用处可多了。厚厚的头发不仅能为头部保暖，还有一定的弹性和韧性，可以对头部起到保护和装饰作用。另外，头发还有一个很重要的特点，那就是它可以不断生长。

不同人种头发的颜色也不相同。

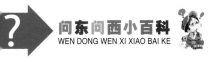
rén wèi shén me huì gǎn jué dào téng
人为什么会感觉到疼?

dāng nǐ bù xiǎo xīn pèng pò le diǎnr pí huò shì bèi kāi shuǐ
当你不小心碰破了点儿皮或是被开水

tàng shāng le de shí hou shòu shāng de dì fang zǒng huì gǎn dào téng
烫伤了的时候,受伤的地方总会感到疼

tòng nǐ zhī dào wèi shén me huì chū xiàn zhè zhǒng gǎn jué ma
痛。你知道为什么会出现这种感觉吗?

zhè shì shén jīng xì tǒng zài fā huī zuò yòng zài
这是神经系统在发挥作用。在

wǒ men de shēn tǐ lǐ miàn yǒu
我们的身体里面,有

人体的神经系统作用图

xǔ duō zhuān mén jiē shōu téng
许多专门接收疼

tòng xìn hào de xì
痛信号的细

大脑

bāo yí dàn shēn tǐ
胞。一旦身体

感觉神
经细胞

mǒu gè bù wèi shòu shāng zhè xiē xì bāo
某个部位受伤,这些细胞

脊髓

jiù huì jiē shōu téng tòng xìn hào jiāng xìn hào chuán
就会接收疼痛信号,将信号传

运动神经细胞

dì gěi dà nǎo wǒ men jiù zhī dào
递给大脑,我们就知道

人体的神经
系统结构图

智慧 小考官

神经系统由哪几部分组成?

　　神经系统是一个非常复杂而特殊的系统,它由脑、脊髓和神经共同组成。大脑是"司令部",负责接收、分类信息以及发出指令;脊髓是神经和脑相连的"信息高速公路";神经则专门负责传递信息。

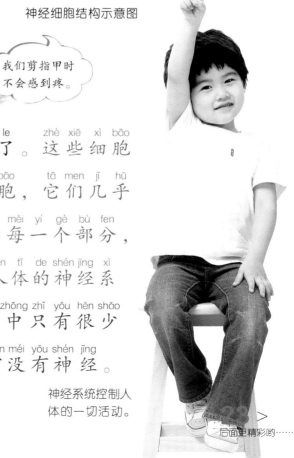

神经细胞结构示意图

我们剪指甲时不会感到疼。

感觉神经细胞

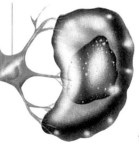
肌肉收缩

shì nǎ lǐ zài téng le
是 哪 里 在 疼 了 。

zhè xiē xì bāo
这 些 细 胞

jiào zuò shén jīng xì bāo
叫 作 神 经 细 胞 ,

tā men jī hū
它 们 几 乎

fēn bù yú shēn tǐ de měi yí gè bù fen
分 布 于 身 体 的 每 一 个 部 分 ,

gòu chéng le rén tǐ de shén jīng xì
构 成 了 人 体 的 神 经 系

tǒng rén tǐ zhōng zhǐ yǒu hěn shǎo
统 。 人 体 中 只 有 很 少

de jǐ gè qì guān méi yǒu shén jīng
的 几 个 器 官 没 有 神 经 。

神经系统控制人体的一切活动。

后面更精彩哟……

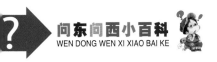
为什么剪头发我们不会觉得疼?

很多小朋友一听说剪头发就害怕得要命，他们觉得手擦破了一点儿皮都会很疼，要是剪掉那么多头发，那得多疼啊！可实际上，当小朋友们剪过之后就会发现，原来剪头发一点儿都不疼！头发也是身体的一部分，为什么被剪掉时不会觉得疼呢?

其实，道理很简单。我们之所以感觉

吹头发

我们梳头的时候会发现有头发脱落。

24 >

dào téng shì yīn wèi shòu shāng huò shì bèi pèng
到疼，是因为受伤或是被碰

zhuàng de bù wèi yǒu shén jīng xiān wéi zhǐ
撞的部位有神经纤维，只

yǒu shén jīng xiān wéi cái néng gòu bǎ wài
有神经纤维才能够把外

jiè de xìn xī chuán dì gěi dà nǎo
界的信息传递给大脑，

tóu fa lǐ miàn méi yǒu shén jīng xiān
头发里面没有神经纤

wéi suǒ yǐ jiǎn tóu
维，所以剪头

fa shí wǒ men jiù
发时我们就

bú huì jué de téng le
不会觉得疼了。

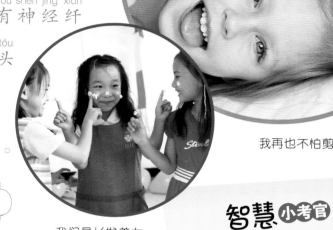

我再也不怕剪头发啦！

剪头发才不疼呢！

我们是长发美女。

智慧 小考官

为什么头发掉了还能够重新
长出来？

　　头发虽然掉了，但是发根没有掉，它埋在头皮里，我们称它为毛囊。只要毛囊没有生病，头发掉了就可以再长。

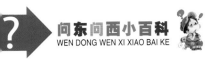
为什么指甲剪了还会长？

小朋友们的手指尖和脚趾尖上，都长着一层厚厚的指甲。每过一段时间，我们就要把指甲剪短，但是过不了多久，它又会长出来。为什么指甲剪掉以后还会再长呢？

原来在每一个手指的指尖处，都有一个叫作甲根的地方，它是指甲的生产工厂。指甲由一种硬角质蛋白

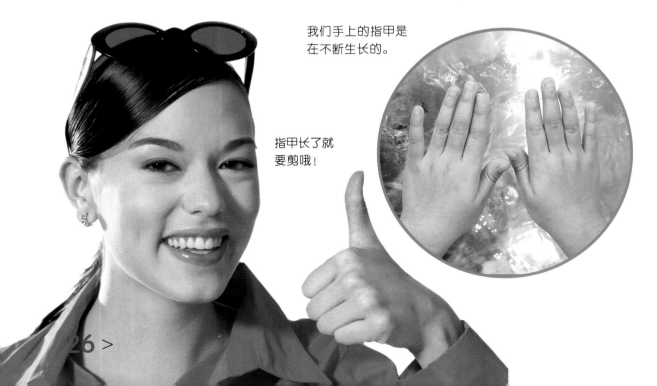

我们手上的指甲是在不断生长的。

指甲长了就要剪哦！

zǔ chéng zhè zhǒng dàn bái shì yóu biǎo pí xì bāo yǎn
组成，这种蛋白是由表皮细胞演

我的手指甲长得最快！

biàn lái de tā huì bú duàn de shēng zhǎng suí zhe jiǎo zhì
变来的，它会不断地生长。随着角质

dàn bái de bú duàn shēng zhǎng wǒ men de zhǐ jia jiù huì bú duàn
蛋白的不断生长，我们的指甲就会不断

shēng zhǎng
生长。

bú guò zhǐ jia shēng zhǎng de sù dù bú shì héng dìng
不过，指甲生长的速度不是恒定

de tā de shēng zhǎng yǔ rén de xīn chén dài xiè yǒu
的，它的生长与人的新陈代谢有

guān xiǎo péng yǒu men zhǐ jia shēng zhǎng de sù
关。小朋友们指甲生长的速

dù zuì kuài chéng rén qí cì ér lǎo nián rén
度最快，成人其次，而老年人

de zhǐ jia zhǎng de zuì màn
的指甲长得最慢。

原来指甲剪了还会再长啊！

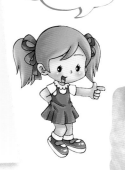

勤剪指甲讲卫生！

好长的手指甲！

智慧 小考官

你十个手指上的指甲长得一样快吗？

我们小朋友十个手指上指甲的生长速度是不同的。一般来说，中指的指甲长得最快，小指和拇指的指甲长得最慢。

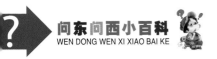
人脑是怎么想问题的？

rén nǎo shì zěn me xiǎng wèn tí de

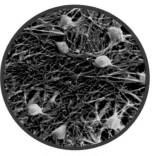

脑神经细胞

bà ba mā ma cháng duì wǒ men shuō yào yòng xīn sī kǎo
爸爸、妈妈常对我们说要用心思考，

qí shí wǒ men zhī suǒ yǐ néng gòu dú shū xué xí sī kǎo wèn tí
其实，我们之所以能够读书学习、思考问题，

bú shì xīn zài fā huī zuò yòng ér shì yīn wèi zài wǒ men de nǎo dai li cáng zhe yí
不是"心"在发挥作用，而是因为在我们的脑袋里藏着一

gè néng gòu zhǐ huī rén tǐ de sī lìng bù nǎo rén nǎo zhǔ yào bāo kuò dà
个能够指挥人体的"司令部"——脑。人脑主要包括大

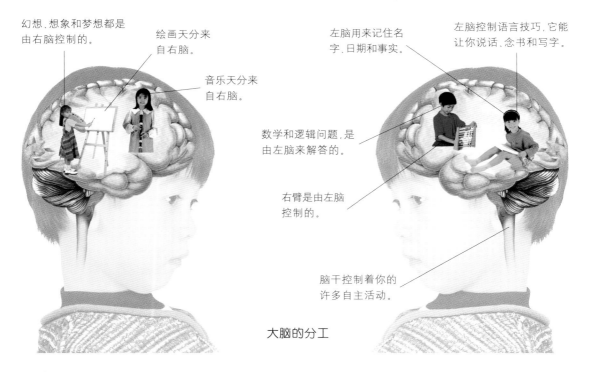

幻想、想象和梦想都是由右脑控制的。

绘画天分来自右脑。

音乐天分来自右脑。

左脑用来记住名字、日期和事实。

左脑控制语言技巧，它能让你说话、念书和写字。

数学和逻辑问题，是由左脑来解答的。

右臂是由左脑控制的。

脑干控制着你的许多自主活动。

大脑的分工

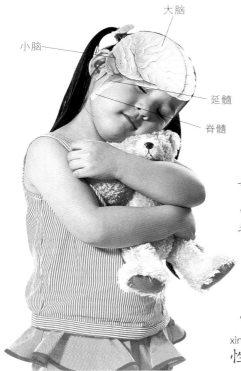

大脑
小脑
延髓
脊髓

人脑的组成部分

nǎo xiǎo nǎo hé nǎo gàn gè bù fen dōu yǒu jīng
脑、小脑和脑干，各部分都有精

xì ér fù zá de gōng néng zhèng shì tā men zhǐ huī
细而复杂的功能，正是它们指挥

zhe rén de sī kǎo hé xíng dòng nǎo de zuì dà
着人的思考和行动。脑的最大

bù fen shì liǎng gè zhě zhòu duō wén de dà nǎo bàn qiú
部分是两个褶皱多纹的大脑半球。

wǒ men de sī xiǎng zài zhè liǎng gè dà nǎo bàn qiú nèi
我们的思想在这两个大脑半球内

chǎn shēng qí zhōng zuǒ bàn qiú fù zé luó jí
产生，其中左半球负责逻辑

sī kǎo yòu bàn qiú zhǎng guǎn yì shù hé chuàng zào
思考，右半球掌管艺术和创造

xìng huó dòng
性活动。

智慧 小考官

脑子真的越用越好使吗?

科学研究证明，勤于用脑的人，脑血管经常处于舒展的状态，脑神经细胞会得到很好的保养，从而使大脑更加发达。相反，懒于动脑的人，容易引起大脑早衰。所以说，脑子真的越用越好使。

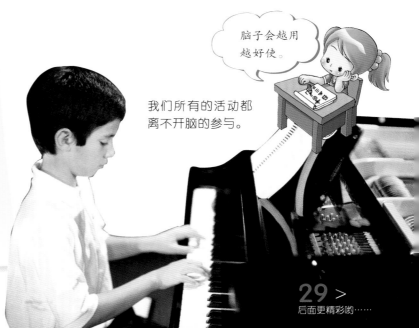

脑子会越用越好使。

我们所有的活动都离不开脑的参与。

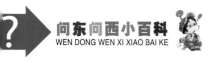
为什么我们能记住东西呢？

小朋友，走在马路上，你能说出路边景物的名字吗？老师教的字和诗歌，你都记住了吗？我想，你一定

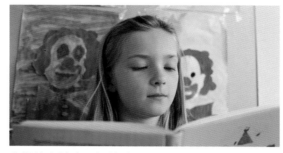

我们的大脑有记忆的功能，能帮我们记住好多知识。

会毫不犹豫地回答："当然能了，我记得可清楚了！"那么，你知道为什么我们可以记住这些东西吗？

其实，这是大脑的记忆功能在发挥作用。记

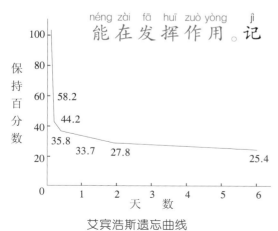

艾宾浩斯遗忘曲线

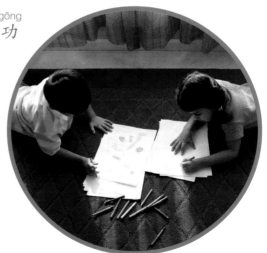

大脑不仅能记住实际存在的事物，也可以记住曾经讨论过的问题、一些习惯动作和感情等。

yì shì rén nǎo duì jīng lì guo de shì wù de fǎn yìng tā bāo kuò shí jì bǎo chí hé huí
忆是人脑对经历过的事物的反映，它包括识记、保持和回

yì sān gè jī běn huán jié yě jiù shì jiāng xìn xī shū rù dà nǎo zài jìn xíng jiā gōng
忆三个基本环节，也就是将信息输入大脑，再进行加工、

chǔ cún bìng zài rén xū yào de shí hou cóng dà
储存，并在人需要的时候从大

nǎo li tí qǔ xìn xī
脑里提取信息。

识记就是把信息输入大脑。

保持就是把信息在大脑中储存起来。

回忆就是在需要的时候把信息从大脑中提取出来。

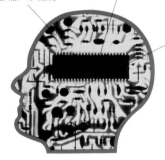

大脑的记忆过程

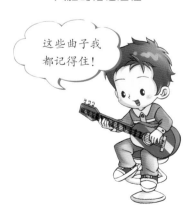

这些曲子我都记得住！

大脑有记忆的功能，所以我们能记住看到过的东西。

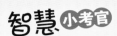
智慧 小考官

你知道短时记忆和长时记忆是怎么回事吗？

　　有时候，我们听到了一个信息，但是过一会儿就记不住了，这叫短时记忆。有的事情能保持很长时间，甚至一生都记得，这种记忆叫长时记忆。长时记忆是对短时记忆反复加工的结果。

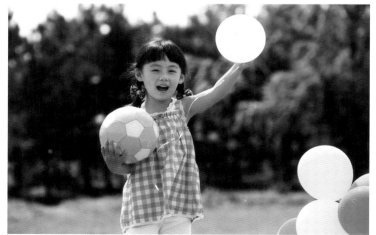

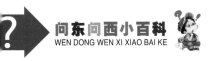
人为什么会做梦？

我们每个小朋友晚上睡觉的时候，一定都做过梦，只不过，有的时候我们做的是甜甜的美梦，有的时候做的是吓人的噩梦……那么，人为什么会做梦呢？

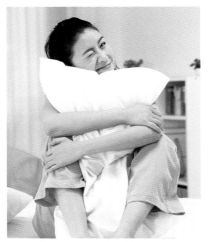

希望能做个好梦哦！

梦产生的根本原因其实就是大脑的活动。我们白天在清醒的时候，大脑会不停地对外面的事物产生反应。

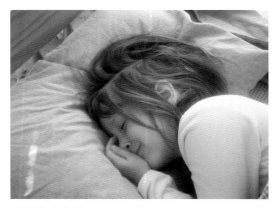

睡觉的小女孩

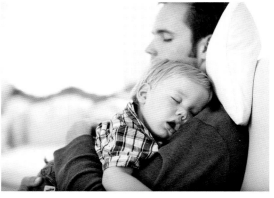

我和爸爸都爱做梦。

到了晚上，我们疲倦了，于是进入睡眠状态。当我们睡着以后，大脑中的一部分细胞得到了休息，可仍有一部分神经细胞处于兴奋状态，这时白天经历过、见过或想过的事情就会再现在我们的梦里。做梦是一种生理现象，正常的做梦是不会影响我们的健康的。不过，要是因为经常做噩梦或怪梦而睡不好觉，小朋友们就该去看医生了。

智慧 小考官

为什么有的梦记不清楚？

这是因为我们在刚睡着的一两个小时里睡得最熟，大脑皮层的抑制最深，这个时候做的梦常常是不连贯的，跳跃性很大，所以往往记不清楚。而我们在快要醒来时，大脑皮层所处的抑制状态很浅，所以这时做的梦容易被记住。

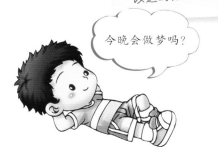

今晚会做梦吗？

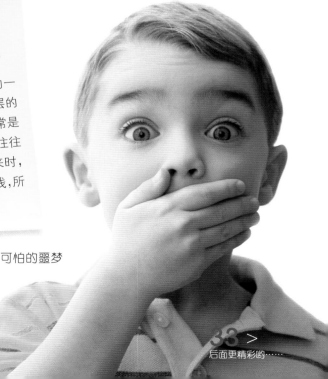

可怕的噩梦

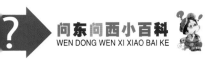
为什么眼睛能看见东西?
wèi shén me yǎn jing néng kàn jiàn dōng xi

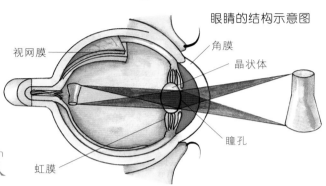

眼睛的结构示意图

视网膜　角膜　晶状体　瞳孔　虹膜

清晨，只要我们睁开眼睛，美丽的风景就会进入我们的视线。在眼睛的帮助下，我们可以认识各种各样的事物，学习很多知识。你知道眼睛为什么

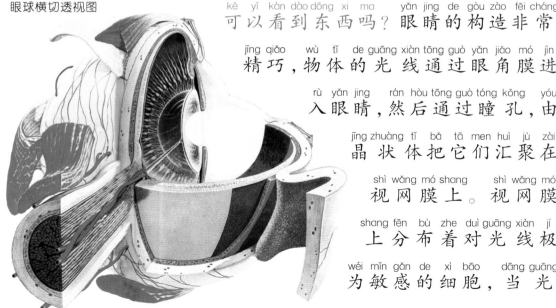

眼球横切透视图

可以看到东西吗？眼睛的构造非常精巧，物体的光线通过眼角膜进入眼睛，然后通过瞳孔，由晶状体把它们汇聚在视网膜上。视网膜上分布着对光线极为敏感的细胞，当光

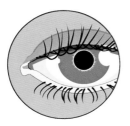
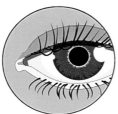
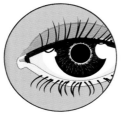
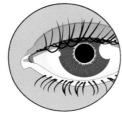

xiàn zhào shè dào zhè xiē xì bāo shang shí　tā men
线 照 射 到 这 些 细 胞 上 时，它 们

jiù xiàng dà nǎo fā chū xìn hào　zhè xiē xìn hào
就 向 大 脑 发 出 信 号，这 些 信 号

bèi dà nǎo zhuǎn huàn chéng tú xiàng　wǒ men jiù
被 大 脑 转 换 成 图 像，我 们 就

kě yǐ kàn jiàn dōng xi le
可 以 看 见 东 西 了。

黄种人和黑种人的眼睛大多是黑色的，而白种人的眼睛则有蓝色、褐色等好几种颜色。

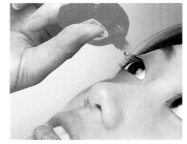

当眼睛感到干涩时，可以滴眼药水，以保持眼睛湿润。

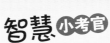

我们在野外活动时，要注意保护好眼睛。

常做眼保健操可以让眼睛得到适当的休息。

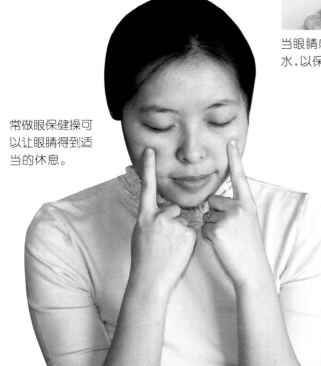

智慧 小考官

为什么冬天眼睛不怕冷？

你有没有注意到，不管天气多冷，我们的眼睛也不会觉得冷。这是因为我们的眼珠上只有掌管触觉和痛觉的神经，而没有掌管寒冷感觉的神经，所以不管温度多么低，眼睛也不会觉得冷。

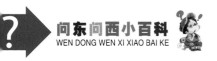
为什么不能长时间看电视?

很多小朋友都特别喜欢看电视。电视节目多精彩呀,尤其是那些好玩的动画片,小朋友一看到,双腿就"走不动"了。可是爸爸、妈妈却不让我们长时间看电视,这是为什么呢?

这是因为长时间看电视对小

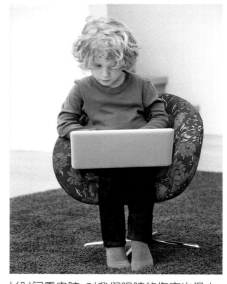

长时间看电脑,对我们眼睛的伤害也很大。

朋友们的健康非常不利。首先,电视画面明暗变化太多、太快,长时间盯着电视看,很容易使我们的眼睛疲劳,导致近视。其次,看电视时,我们颈部的肌肉处于高度

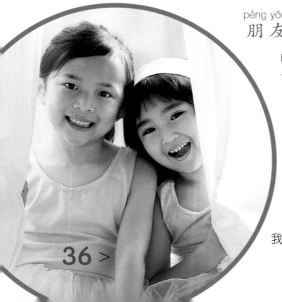

我们都有一双明亮的眼睛。

jǐn zhāng zhuàng tài　cháng cǐ yǐ wǎng　róng yì yǐn qǐ jǐng zhuī
紧张 状态，长此以往，容易引起颈椎

téng tòng　suān zhàng　lìng wài　cháng shí jiān zuò zài diàn shì jī
疼痛、酸胀。另外，长时间坐在电视机

qián　huì dǎo zhì hù wài huó dòng shí jiān jiǎn shǎo　jí yì yǐn
前，会导致户外活动时间减少，极易引

fā féi pàng cóng ér yǐng xiǎng xiǎo péng yǒu de shēn tǐ fā yù
发肥胖，从而影响小朋友的身体发育。

我的眼睛好累啊，还是离电视远点儿吧。

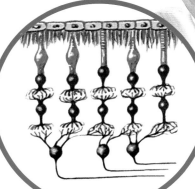

视杆感光细胞

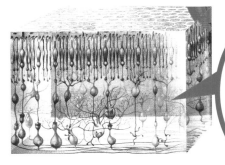

视网膜上有许多能够感受光线的细胞，帮助我们看到东西。

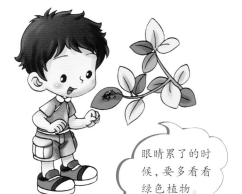

眼睛累了的时候，要多看看绿色植物。

智慧小考官

为什么眼睛累了时要多看看绿色的东西？

当我们的眼睛感到累了的时候，看看远处的树木，就会感到很舒服。这是因为绿色的光线很柔和，对眼睛的刺激非常小。

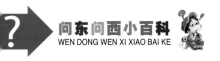
为什么打哈欠时会流眼泪?

小朋友们都知道，在我们哭泣的时候，总会流下大把伤心的泪水。可是，你有没有发现，在我们打哈欠的时候，也会有眼泪流出来？这是为什么啊？

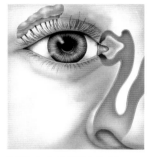

泪液产生原理示意图

原来，在我们的两个眼眶的外上方各有一个泪腺。除了睡觉之外，泪腺时时刻刻都在分泌泪水。平时，泪腺

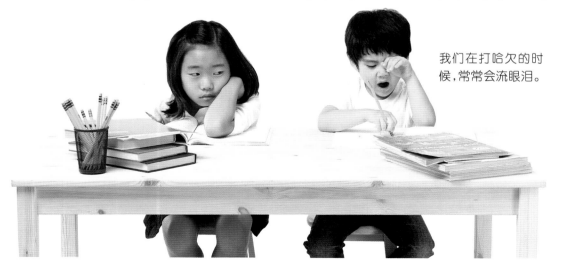

我们在打哈欠的时候，常常会流眼泪。

fēn mì de lèi shuǐ hěn shǎo　zhè xiē lèi shuǐ tōng guò lèi
分泌的泪水很少，这些泪水通过泪

dào liú dào bí zi li　yīn cǐ　wǒ men jī hū gǎn
道流到鼻子里，因此，我们几乎感

jué bú dào zì jǐ zài liú lèi　dàn shì　dāng rén zhāng
觉不到自己在流泪。但是，当人张

dà le zuǐ ba dǎ hā qian shí　yì gǔ qì liú jiù huì
大了嘴巴打哈欠时，一股气流就会

cóng zuǐ li chōng chu lai　zhè shí zuǐ ba li
从嘴里冲出来，这时嘴巴里

de yā lì hěn dà　bí zi li de yā
的压力很大，鼻子里的压

lì yě suí zhe zēng dà　lèi dào jiù
力也随着增大，泪道就

huì shòu zǔ　suǒ yǐ　lèi shuǐ zhǐ
会受阻。所以，泪水只

hǎo cóng yǎn kuàng li liú chu lai le
好从眼眶里流出来了。

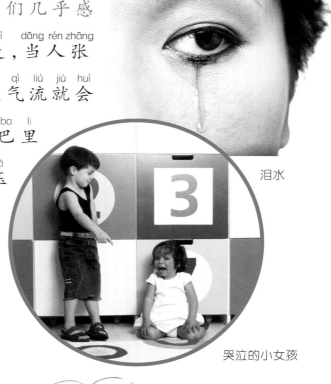

泪水

哭泣的小女孩

智慧 小考官

你知道眼泪有什么好处吗？

眼泪可以把身体里的营养物质带给眼球，同时把眼球里的脏东西冲掉，杀死细菌，还可以使眼睛和眼球保持湿润。

其实，不仅打哈欠时会流泪，人在大笑、打喷嚏时，也会流出眼泪，道理都是相同的。

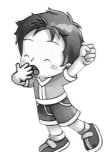

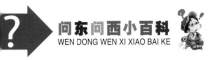
为什么耳朵能听到声音？

wèi shén me ěr duo néng tīng dào shēng yīn

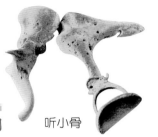

听小骨

ěr duo bāo kuò wài ěr zhōng ěr hé nèi ěr sān gè bù fen
耳朵包括外耳、中耳和内耳三个部分。

wài jiè de shēng yīn yǐ shēng bō de xíng shì shùn zhe wài ěr dào wǎng
外界的声音以声波的形式顺着外耳道往

lǐ zǒu zhèn dòng gǔ mó shǐ shēng yīn biàn dà bìng bèi zhōng ěr nèi
里走，振动鼓膜，使声音变大，并被中耳内

de sān kuài tīng xiǎo gǔ jiē shōu tīng xiǎo gǔ yòu bǎ shēng bō sòng dào nèi ěr chuān guò ěr
的三块听小骨接收。听小骨又把声波送到内耳，穿过耳

wō ěr wō li xiàng máo fà yí yàng de máo xì bāo kāi shǐ zhèn dòng zhè zhǒng zhèn dòng bǎ
蜗，耳蜗里像毛发一样的毛细胞开始振动，这种振动把

shēng bō chuán gěi tīng shén jīng shǐ tīng shén jīng mò shāo xīng fèn qi lai bù tóng pín lǜ de
声波传给听神经，使听神经末梢兴奋起来。不同频率的

耳朵结构示意图

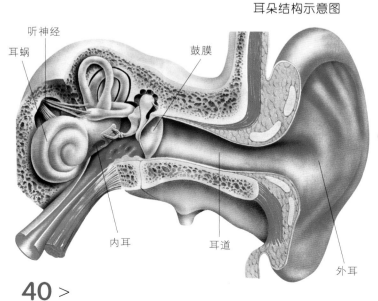

听神经
耳蜗
鼓膜
内耳
耳道
外耳

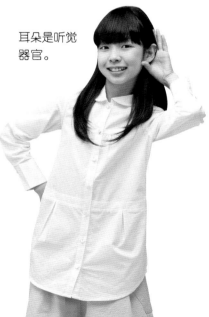

耳朵是听觉
器官。

外耳纵剖面示意图

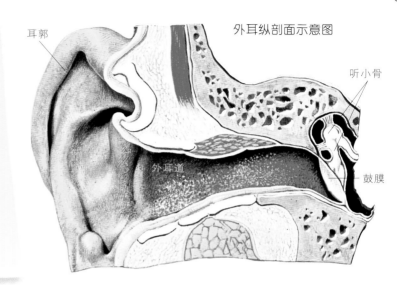

耳郭

听小骨

外耳道

鼓膜

智慧 小考官

为什么不能经常挖耳朵?

耳朵里的耳垢可以防止昆虫或灰尘进入中耳和内耳,是耳朵的保护门。经常掏耳朵很容易损伤外耳道皮肤,把细菌带入外耳道,引发耳炎。如果掏得过深,还会损伤鼓膜,使听力严重下降。

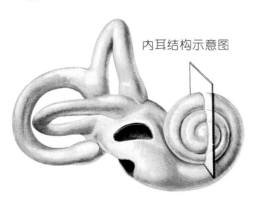

内耳结构示意图

shēng bō huì yǐn qǐ bù tóng chéng dù de xīng fèn
声波会引起不同程度的兴奋,

zhè xiē xīng fèn yóu tīng shén jīng chuán dì dào dà nǎo
这些兴奋由听神经传递到大脑

de tīng jué zhōng shū zhè yàng wǒ men jiù néng tīng
的听觉中枢,这样,我们就能听

dào shēng yīn le
到声音了。

我们听到声音的原理与此相似。

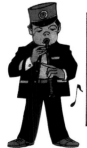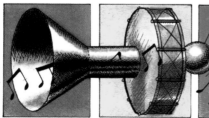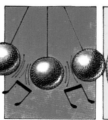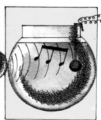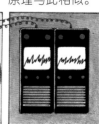

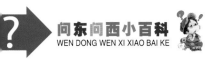
为什么鼻子能闻到气味?

当看到漂亮的花儿时，我们都会凑上鼻子闻闻花的香味。为什么鼻子能闻到香味呢？这是因为我们的鼻孔后面是鼻腔，鼻子的嗅觉中枢深藏在鼻腔内。每一侧鼻腔顶部都有一个嗅觉区，嗅觉区布满了对气味很敏感的

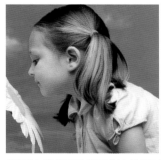

鼻子使我们可以闻到花的香味。

花粉的刺激有时会引起过敏性鼻炎。

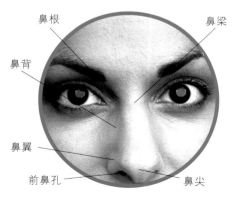

鼻根

鼻梁

鼻背

鼻翼

前鼻孔

鼻尖

鼻子的结构示意图

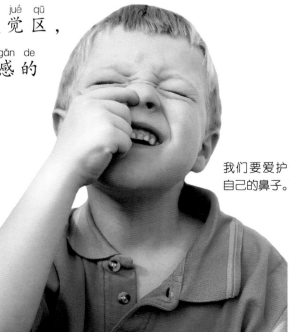

我们要爱护自己的鼻子。

xiù jué xì bāo　　kōng qì zhōng jù yǒu qì wèi de wēi lì
嗅觉细胞。空气中具有气味的微粒

bèi xī rù bí nèi　　jīng guò xiù jué qū　　yǔ xiù jué
被吸入鼻内，经过嗅觉区，与嗅觉

xì bāo jiē chù　　jiù huì cì jī xiù jué xì bāo
细胞接触，就会刺激嗅觉细胞

chǎn shēng shén jīng chōng dòng　　zhè zhǒng shén jīng
产生神经冲动。这种神经

chōng dòng zài jīng guò xiù shén jīng　　xiù qiú　　xiù
冲动再经过嗅神经、嗅球、嗅

shù chuán sòng dào dà nǎo xiù jué zhōng shū　　rén jiù wén
束传送到大脑嗅觉中枢，人就闻

dào qì wèi le
到气味了。

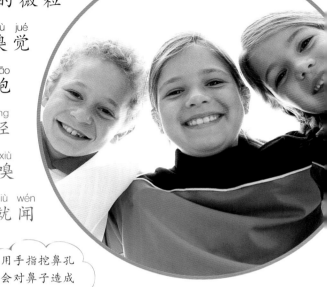

用手指挖鼻孔会对鼻子造成损伤。

鼻子是面部最突出的器官。

智慧 小考官

为什么不能用手挖鼻孔？

鼻子里的鼻毛和黏膜非常娇嫩，用手挖鼻孔会使鼻黏膜受伤，手上的细菌也容易进入伤口，使鼻子生病，所以我们不能养成用手指挖鼻孔的坏习惯。

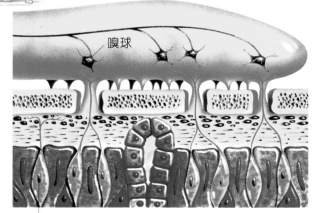

嗅球

嗅细胞　　　　　　　　嗅觉区的结构示意图

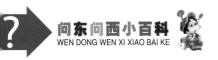
舌头怎么品尝味道?
shé tou zěn me pǐn cháng wèi dào

小朋友,你了解我们的舌头吗?舌头的用处可多啦,它可以搅拌食物、说话,最重要的是它能尝出不同的味道。舌头上面有许多小红点,我们叫它"味蕾",味蕾是专管品尝食物味道的器官。

味蕾里面有无数的感觉受体细胞,它们都藏在黏膜内。食物被唾液溶解

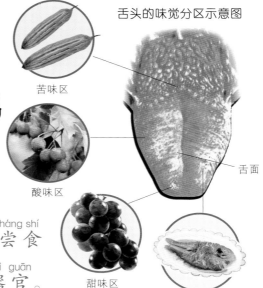

舌头的味觉分区示意图

苦味区

酸味区

甜味区

咸味区

舌面

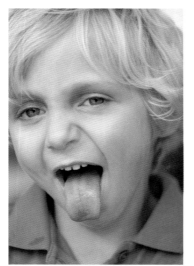

舌头是人体中功能最多的器官之一。

如果没有味觉,我们吃饭就不会觉得很香了。

44 >

hòu wèi lěi shang de xì bāo shòu dào wèi dào de cì
后，味蕾上的细胞受到味道的刺
jī jiù huì bǎ xìn xī chuán sòng gěi dà nǎo dà
激，就会把信息传送给大脑。大
nǎo jīng guò biàn rèn jiù néng shǐ rén cháng chū shí wù
脑经过辨认，就能使人尝出食物
de wèi dào le
的味道了。

智慧 小考官

舌头是由什么构成的?

舌头主要是由肌肉构成的，表面完全被黏膜覆盖着。如果仔细观察，你会发现舌头上其实有很多深深的裂纹，还有很多形状不同的突起，我们把这些突起叫作乳头状小突起。味蕾就在这些裂纹和小突起的边缘。

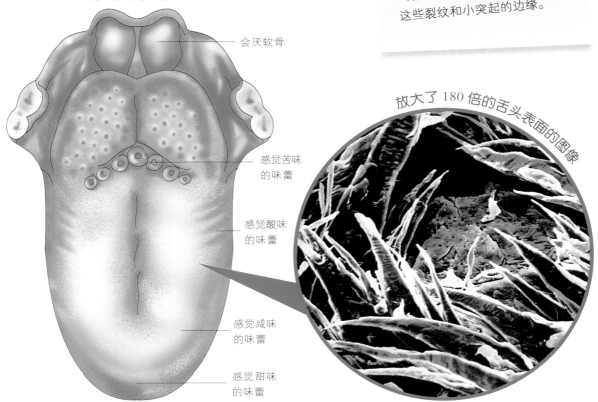

舌头的结构示意图

会厌软骨

感觉苦味的味蕾

感觉酸味的味蕾

感觉咸味的味蕾

感觉甜味的味蕾

放大了 180 倍的舌头表面的图像

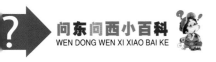
为什么盲人要用手摸东西?

wèi shén me máng rén yào yòng shǒu mō dōng xi

máng rén kàn bu jiàn dōng xi　dàn shì tā men zhǐ yào yòngshǒu mō yi mō dōng xi de
盲人看不见东西，但是他们只要用手摸一摸东西的

xíng zhuàng　jiù kě yǐ xiǎng xiàng chū tā dà gài de yàng zi　rú guǒ wǒ men bì shàng yǎn
形状，就可以想象出它大概的样子。如果我们闭上眼

jing　yòng shǒu chù mō píng guǒ hé jú zi　bīng kuài hé shí kuài　qiān bǐ hé gāng bǐ　yě
睛，用手触摸苹果和橘子、冰块和石块、铅笔和钢笔，也

néng jiāng tā men qū fēn chu lai　shì shén me bāng zhù wǒ men qū fēn bù tóng de shì wù
能将它们区分出来。是什么帮助我们区分不同的事物

ne　nà jiù shì wǒ men de pí fū
呢？那就是我们的皮肤。

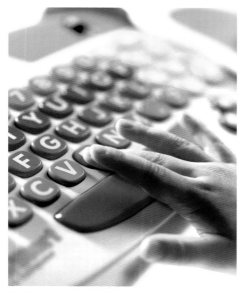

指尖是人体中触觉较敏感的部位。

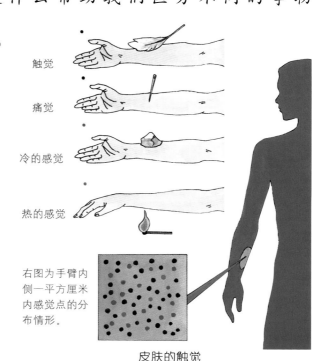

触觉

痛觉

冷的感觉

热的感觉

右图为手臂内侧一平方厘米内感觉点的分布情形。

皮肤的触觉

我们把皮肤与物体接触时所产生的感觉称为触觉。皮肤表层下有上百万个微小的感受器，当我们接触到某个东西时，这些感受器就会向大脑发出信号，使我们产生触觉。触觉让我们能够感知物体的质地、长短、大小、形状等。

触觉让我们能感知物体的长短、大小和形状等。

触觉是皮肤的基本感觉之一。

触觉的用处可大啦！

智慧 小考官

哪些部位的触觉最敏感？

触觉感受器并不是均匀分布在皮肤里的，而是在一些部位集中，在另一些部位分散。舌头、指尖、手心、脚底、脚尖等部位有较多的感受器，所以这些部位的触觉很敏感。

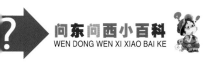
你知道骨头有多硬吗?

成年人的骨头共有206块,它们是支撑我们身体的框架,同时也保护着身体里柔软的器官。虽然我们都有很多骨头,但是你了解它们吗?知道它们有多硬吗?

人类的骨头非常神奇,也非常坚硬。

人类的骨头是由无机物和有机物组成的,其中有机物形成钢筋一样的网状结构,它能使骨头内部互相

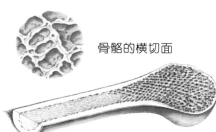
骨骼的横切面

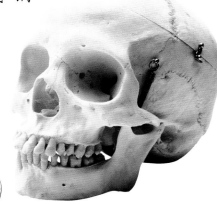
颅骨

全身主要骨骼

zhī chēng　　shí fēn láo gù　　ér wú jī wù zé jié
支撑，十分牢固。而无机物则结

hé chéng shuǐ ní　yí yàng jiān yìng de wù zhì　bìng tián
合成水泥一样坚硬的物质，并填

chōng zài gǔ tou li　zhè jiù rú tóng gěi gǔ tou jìn
充在骨头里，这就如同给骨头进

xíng le jiāo zhù　shǐ gǔ tou rèn xìng shí zú
行了浇筑，使骨头韧性十足。

　　　zhè yàng de　jié gòu jì jiǎn qīng le
　　这样的结构既减轻了

gǔ tou de zhòng liàng　yòu néng shǐ wǒ men
骨头的重量，又能使我们

de gǔ tou shí fēn láo gù　zhēn shì yì
的骨头十分牢固，真是一

jǔ liǎng dé
举两得。

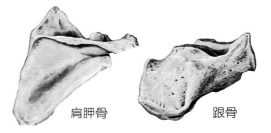

智慧 小考官

人在成长时骨头会增多还
是减少？

随着人的成长，人的骨骼会
慢慢减少。初生婴儿的骨头是
305块，儿童的骨头有 217～218
块，成年后就只有206块骨头了。

股骨　　　　　肩胛骨　　　跟骨

人体骨骼影像

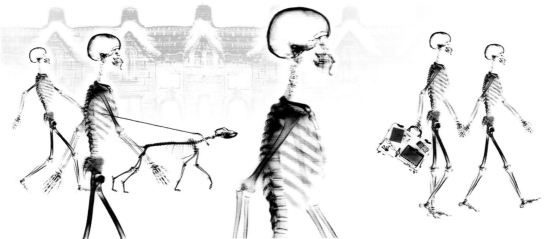

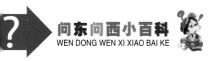
为什么弯腰时骨头不会折断？

wèi shén me wān yāo shí gǔ tou bú huì zhé duàn

xué le qián miàn de zhī shi　ài wèn wèn tí de xiǎo
学了前面的知识，爱问问题的小

péng yǒu nǎo zi li yí dìng yòu yǒu le yí gè dà dà de
朋友脑子里一定又有了一个大大的

wèn hào　jì rán gǔ tou zhè me yìng　wǒ men wèi shén me hái
问号：既然骨头这么硬，我们为什么还

néng zì yóu de wān yāo　ér qiě wǒ men zài wān yāo de shí
能自由地弯腰？而且我们在弯腰的时

hou　gǔ tou wèi shén me bú huì zhé duàn ne
候，骨头为什么不会折断呢？

脊柱让我们能够
自由地弯腰。

脊柱上端是7块
较小的颈椎骨。

胸椎骨有12
块，它们不易
移动。

5块骶椎骨融合在
一起，形成一块弯
曲的楔形骨，就是
骶骨。

胸椎骨下面是
5块腰椎骨，它
们能够比较自
由灵活地运动。

脊柱的下端是
4块较小的椎
骨，它们融合在
一起并构成三
角形的尾骨。

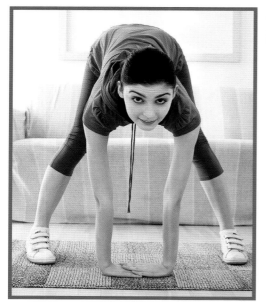

人体的脊柱

这是因为我们身体背部的正中央有一段脊柱，它由33块椎骨连接而成，形成"S"形的弯曲。脊柱有很大的灵活性，不仅可以前后、左右弯曲，还可以绕着它的轴旋转。当我们走路或是跳跃的时候，就是脊柱这道优美的曲线，平衡着我们的身体，并保证我们的上半身能够自由地弯曲、扭动甚至旋转，而骨头不会折断。

从前面观察的脊柱

多吃水果，也有利于骨骼健康哦。

智慧小考官

为什么有的人会驼背?

人在21岁之前，脊柱一直处于生长期。在这段时期内，人如果一直保持不正确的姿势，就会导致脊柱变形，出现驼背现象。

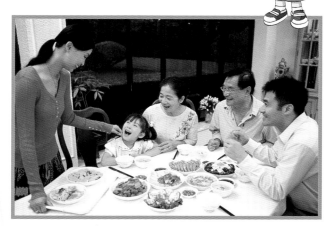

要想让骨骼保持健康，一定要注意均衡营养。

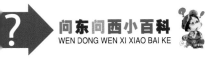
为什么人的身体能活动自如？

wèi shén me rén de shēn tǐ néng huó dòng zì rú

站在原地不动，任意活动一下你的头部、腰部、肩膀和手腕，你会发现你全身的骨骼有很多都是可以活动的。那么硬的骨骼为什么能够活动自如呢？

这其实是我们身体中的关节在发挥作用。关节是骨骼之间相连的部分，分为固定关节、半活动关节和活动关节三类。人体内大多数的关节都是活动关节，这些关节把一块块骨头连接起来，使骨头可以做出屈、伸、内收、外展、

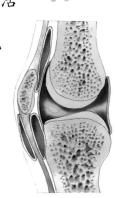

关节剖面结构示意图

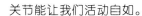

关节能让我们活动自如。

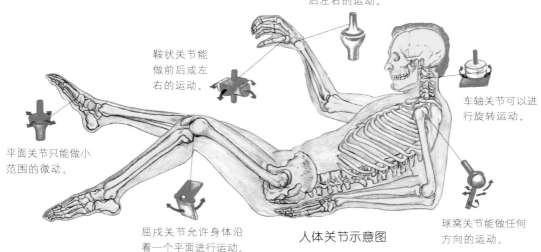

椭圆关节可以做前后左右的运动。

鞍状关节能做前后或左右的运动。

车轴关节可以进行旋转运动。

平面关节只能做小范围的微动。

屈戌关节允许身体沿着一个平面进行运动。

人体关节示意图

球窝关节能做任何方向的运动。

xuán zhuǎn děng gè zhǒng dòng zuò
旋转等各种动作。ér qiě而且，měi gè guān jié de fèng xì zhōng dōu yǒu yì céng每个关节的缝隙中都有一层

báo báo de rùn huá yè薄薄的润滑液，shǐ gǔ tou néng gòu líng huó de yùn dòng使骨头能够灵活地运动，bú huì yīn mó cā ér不会因摩擦而

shòu sǔn受损。

智慧 小考官

你知道韧带是什么吗?

韧带是一种白色的带状物质，质地坚韧，非常有弹性。它在关节外部，将关节包裹起来，增加了关节的稳固性，使骨骼在活动的时候保持稳定。

我们的活动离不开关节。

膝关节X光片

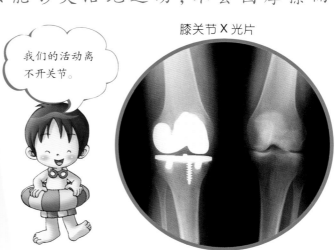

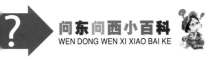
为什么我们的手指这么灵巧?

手是我们生活和学习的好帮手,可以帮我们穿衣服、拿筷子、写字……可以做很多事情。手为什么这么灵巧呢?

手指的特殊结构是双手灵活自如的一个原因。我们的食指、中指、无名指和小指都有三节,只有大拇指是两节。这样的结构使得五个

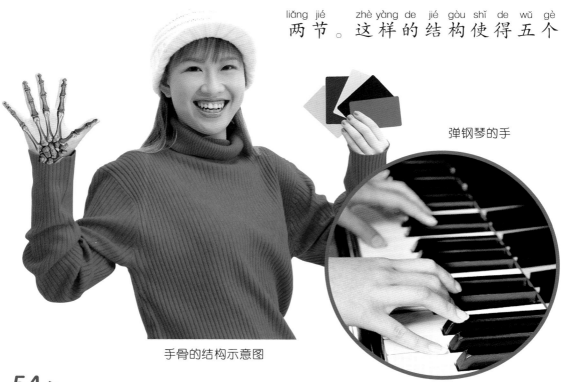

弹钢琴的手

手骨的结构示意图

shǒu zhǐ néng gòu hěn hǎo de pèi hé　líng huó de zhuā wò dōng xi　lìng wài　wǒ men de shǒu
手指能够很好地配合，灵活地抓握东西。另外，我们的手

wàn guān jié yóu　kuài wàn gǔ hé qián bì de ráo gǔ zǔ chéng　zhè zhǒng jīng mì de zǔ hé
腕关节由8块腕骨和前臂的桡骨组成，这种精密的组合

néng ràng shǒu wàn zì yóu de huó dòng
能让手腕自由地活动，

zuò chū wān qū　shēn zhǎn　wài xuán
做出弯曲、伸展、外旋、

nèi xuán děng gè zhǒng dòng zuò
内旋等各种动作。

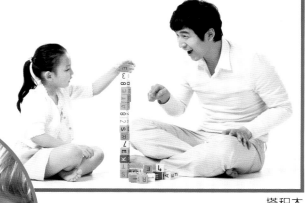

搭积木

我们的双手越
用越灵巧！

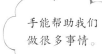

手能帮助我们
做很多事情。

智慧 小考官

大拇指的两个指节是怎么形成的？

在很早以前，大拇指和其他
四个指头一样，都是三个指节。
可是这样的结构不太方便人们
抓握东西，于是，人类在长期的
劳动中不断进化，就形成了只有
两节的大拇指。

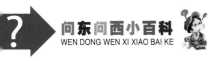
为什么我们会有那么多表情？

想一想，你能做出多少种表情呢？大哭、微笑、疑惑、苦恼、吃惊、愤怒、恐惧……不同的表情能帮助我们传达不同的情绪。小朋友，你知道我们为什么可以做出这么多的表情吗？

这要从我们的脸上找原因。别看我们的脸小小的，只有巴掌大，但是在这巴掌大小的地方却密密麻麻地分布着20多条小肌肉呢。肌肉是使我们身体各部分发生运动的组织。所以，在这些小肌

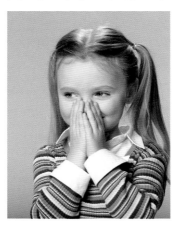

脸上的小肌肉能让我们做出各种表情。

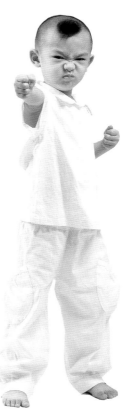

肌肉需要锻炼。

ròu zhōng　zhǐ xū yào dòng dong qí zhōng de　yì tiáo huò shì jǐ
肉中，只需要动动其中的一条或是几

tiáo　wǒ men de liǎn shang jiù　huì chéng xiàn chū jié rán bù tóng
条，我们的脸上就会呈现出截然不同

de biǎo qíng
的表情。

bǐ rú　jǐ ji méi mao kě yǐ biǎo shì xì
比如，挤挤眉毛可以表示戏

xuè　bǎ méi tóu shū zhǎn kāi kě yǐ biǎo shì kuān
谑，把眉头舒展开可以表示宽

wèi　piě pie zuǐ jiǎo kě yǐ biǎo shì shāng xīn　juē
慰，撇撇嘴角可以表示伤心，噘

qǐ zuǐ ba zé biǎo shì wěi qu děng
起嘴巴则表示委屈等。

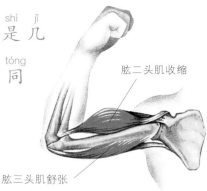

肱二头肌收缩

肱三头肌舒张

肱二头肌舒张

肱三头肌收缩

肌肉收缩产
生运动。

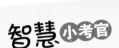

我们体内最灵活的肌肉是什么?

舌头被头部肌肉所包围，它是人体内最灵活的肌肉。纵横交错的肌肉使舌头能"变化多端"，它既可以变长、变短，也能变薄或变厚，有的人的舌头还能够卷起来。

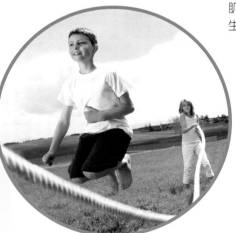

肌肉最主要的作用就是使人体的各个部位发生运动。

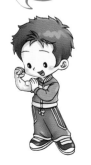

瞧，我的肌肉
多强健!

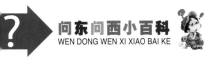
我们是怎么长高的？
wǒ men shì zěn me zhǎng gāo de

xiǎo péng yǒu，nǐ fā xiàn le ma？měi dāng nǐ chuān jǐ gè yuè qián de yī fu shí
小朋友，你发现了吗？每当你穿几个月前的衣服时，

zǒng gǎn jué guài guài de：bú shì kù zi duǎn le，lù chū yì jié xiǎo tuǐ，jiù shì xiù zi
总感觉怪怪的：不是裤子短了，露出一截小腿，就是袖子

bú gòu cháng，lù chū le shǒu wàn。zhè shí mā ma jiù huì wēi xiào zhe gào su nǐ："bǎo
不够长，露出了手腕。这时妈妈就会微笑着告诉你："宝

bèi，nǐ yòu zhǎng gāo le！" zhǎng gāo？zhè dào dǐ shì zěn me huí shì a？
贝，你又长高了！"长高？这到底是怎么回事啊？

yuán lái a，xiǎo péng yǒu de shēn tǐ zhōng cáng yǒu yì zhǒng néng gòu
原来啊，小朋友的身体中藏有一种能够

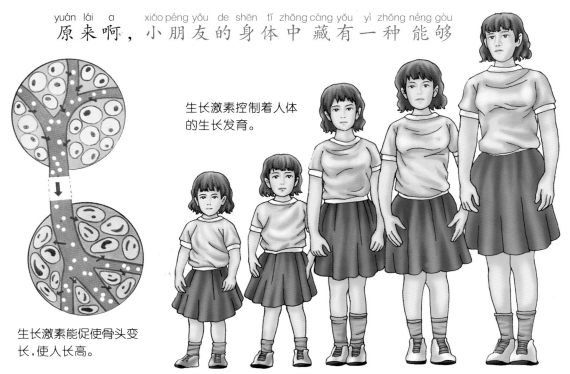

生长激素控制着人体的生长发育。

生长激素能促使骨头变长，使人长高。

促进肌肉和骨骼生长的"生长激素"。每当生长激素分泌时，骨头就会不断地生长。生长激素分泌得越多，小朋友就会长得越高。晚上小朋友休息时，生长激素的分泌会达到顶峰，所以小朋友在睡觉时就不知不觉地长高了。

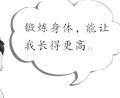

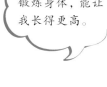

锻炼身体，能让我长得更高。

除了足够的睡眠，小朋友还应适当参加运动，这样就能长得又快又高啦！

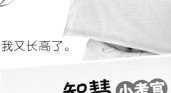

我又长高了。

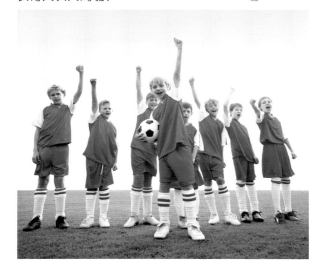

智慧 小考官

为什么有些人永远也长不高？

我们有时会看到一些人，他们明明已经成年，身体却像六七岁的孩子那么高，他们其实是患了一种侏儒症。如果生长激素分泌不足，骨头就不可能变长，人就会成为侏儒。

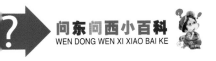
血液是从哪儿来的？

小朋友们都知道，我们的身体里流淌着鲜红的血液。

可是我们没有喝过红色的饮料啊，这些红色的鲜血是从哪里来的呢？

这些鲜血并不是我们"喝"进去的，而是我们的身体"混合制造"出来的。我们的血液主要由血浆和漂浮在血浆中的血细胞组成。血浆来源于我们吃的食物，由水、糖、脂肪等混合而成；血细胞分为红细胞、白细胞和血小板三种，是由身体里

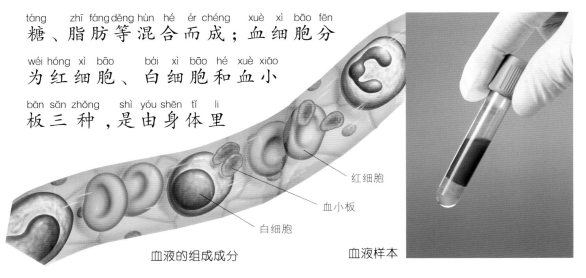

红细胞

血小板

白细胞

血液的组成成分

血液样本

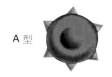

A 型

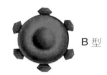

B 型

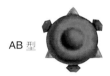

AB 型

O 型

人类的四种基本血型

de zào xuè qì guān chǎn shēng de
的造血器官产生的。

bú guò zài bù tóng shí qī rén tǐ li de zào xuè qì guān
不过,在不同时期,人体里的造血器官

bìng bù xiāng tóng bǎo bao zài mā ma dù zi li de shí hou gān
并不相同。宝宝在妈妈肚子里的时候,肝

zàng pí zàng lín bā jié gǔ suǐ děng shì zhǔ yào de zào xuè qì
脏、脾脏、淋巴结、骨髓等是主要的造血器

guān ér děng bǎo bao chū shēng yǐ hòu gǔ gé lǐ miàn de hóng gǔ
官。而等宝宝出生以后,骨骼里面的红骨

suǐ biàn kāi shǐ fā huī zuò yòng chéng wéi rén tǐ zuì zhǔ yào de zào xuè
髓便开始发挥作用,成为人体最主要的造血

qì guān xuè yè shì wǒ men shēng
器官。血液是我们生

mìng de yuán quán rén tǐ de rèn
命的源泉,人体的任

hé huó dòng dōu lí bu kāi tā
何活动都离不开它。

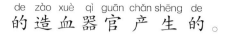

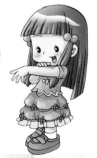

我的手臂中也流淌着血液。

量血压

智慧 小考官

血液是怎么运动的?

在我们的身体里,有一个专门负责血液运动的系统,叫作血液循环系统。它指挥着血液的运动,通过血管将血液输送到身体的各个部位。

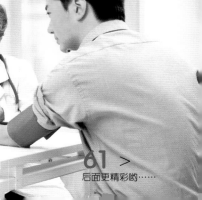

61

后面更精彩哟……

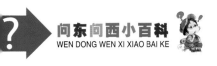
血液为什么是红色的?

xuè yè wèi shén me shì hóng sè de

血液的组成示意图

如果我们不小心割破了手指,
rú guǒ wǒ men bù xiǎo xīn gē pò le shǒu zhǐ

就会有鲜红的血流出来。小朋友
jiù huì yǒu xiān hóng de xiě liú chu lai xiǎo péng yǒu

们知道血为什么是红色的吗?
men zhī dào xiě wèi shén me shì hóng sè de ma

这是因为血液中含有
zhè shì yīn wèi xuè yè zhōng hán yǒu

红颜色的氧化铁。血液
hóng yán sè de yǎng huà tiě xuè yè

中的红细胞含有许多
zhōng de hóng xì bāo hán yǒu xǔ duō

我们肉眼看不见的铁
wǒ men ròu yǎn kàn bu jiàn de tiě

离子。红细胞中还有一
lí zǐ hóng xì bāo zhōng hái yǒu yì

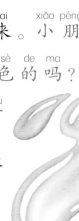

血浆

红细胞

血小板

红细胞

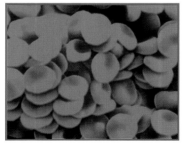

白细胞

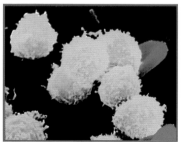

血小板

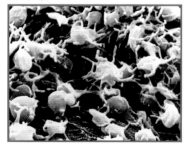

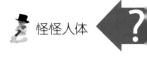

血管壁

种物质叫血红蛋白，它们的工作是负责运输氧气。当血红蛋白装载着氧气的时候，氧气和铁离子发生反应，生成氧化铁，血液就呈现出鲜红色；当血红蛋白卸下氧气的时候，血液就变成了暗红色。

白细胞

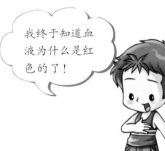

我终于知道血液为什么是红色的了！

血压计

细菌进入伤口。

伤口由纤维和红细胞堵塞，伤口上结痂。

血小板制造纤维。

血小板的凝血功能

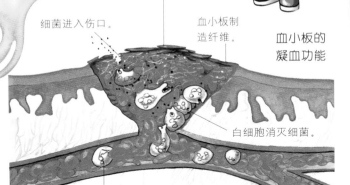

白细胞消灭细菌。

白细胞离开血液，对付伤口的细菌。

智慧小考官

为什么流出的血液会凝结?

我们的皮肤被划破后，血一开始还会流出来，但过一会儿就会凝结，这是血小板的凝血功能在起作用。当皮肤被划伤出血时，血小板就会跑到伤口处，使血液凝成一团，这样血就不会再往外流了。

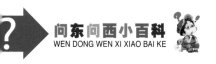
wèi shén me xīn zàng yì zhí tiào gè bù tíng
为什么心脏一直跳个不停?

我们只要把耳朵贴在人的胸口左侧，就可以听到"扑通扑通"的声音，这是我们的心脏在工作。在人的一生中，心脏一刻也不会停止跳动，我们的身体每时每刻都需要新鲜的氧气和养分，只有心脏不停地跳动，才能把含有氧气和养分的血液输送到全身各处。心脏的跳动有两个

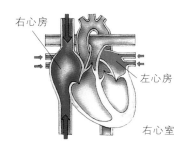

心脏的形状就像一个倒立的桃子。

心脏跳动的过程示意图

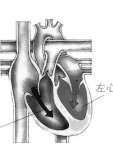

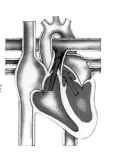

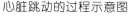
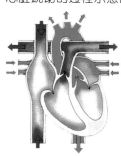

右心房
左心房
右心室
左心室

No.1
血液流入舒张的心房。

No.2
心肌收缩将血液压进心室。

No.3
血液从心室涌出，进入动脉。

No.4
血液重新充满处于放松状态的心房。

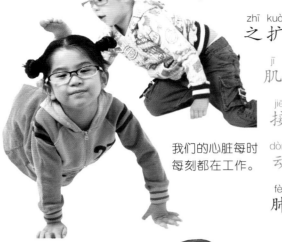

bù zhòu shǒu xiān xīn jī shū zhāng xīn shì hé xīn fáng yě suí
步骤：首先心肌舒张，心室和心房也随

zhī kuò zhāng ràng xuè yè chōng mǎn xīn zàng rán hòu xīn
之扩张，让血液充满心脏；然后，心

jī shōu suō ràng xuè yè cóng xīn fáng liú xiàng xīn shì
肌收缩，让血液从心房流向心室；

jiē zhe xīn shì zhōng de xuè yè bèi jī chū jìn rù
接着心室中的血液被挤出，进入

dòng mài dòng mài zhōng de xuè yè yòu fēn bié liú jìn
动脉，动脉中的血液又分别流进

fèi bù hé quán shēn gè chù rú cǐ xún huán
肺部和全身各处，如此循环。

我们的心脏每时每刻都在工作。

人进行剧烈运动时，心跳会加快。

智慧 小考官

心跳一次需要多长时间？

正常人的心脏每跳动一次需要0.8秒左右的时间，其中心房收缩需要0.1秒，舒张需要0.7秒；心室收缩需要0.3秒，舒张需要0.5秒。

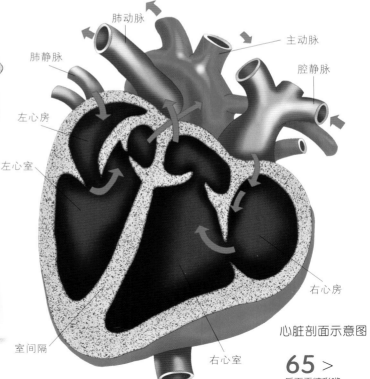

肺动脉
主动脉
肺静脉
腔静脉
左心房
左心室
右心房
室间隔
右心室

心脏剖面示意图

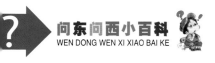
我的心跳为什么比爸爸的快？

小朋友，把你的一只小手放在爸爸的胸口，然后再把另一只小手放在自己的胸口，你会有什么发现呢？"扑通，扑通，哎呀，我的心脏怎么跳得比爸爸的还要快啊？"你一定会感到很奇怪。没错，你的小心脏跳动得比爸爸的还要快！小朋友，你知道这是为什么吗？

一般来说，身体健康的成年人每分钟心脏会跳动

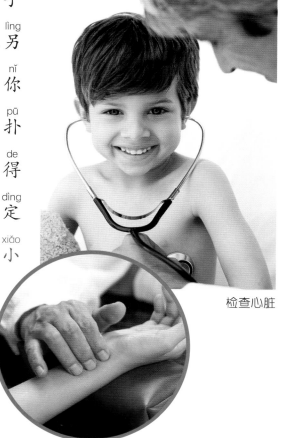

检查心脏

测量每分钟脉搏跳动的次数，就可以知道心脏跳动的次数。

70 次左右，成年人的心跳在 60 ~ 100 次之间都是正常的。而小朋友的新陈代谢旺盛，肺的容量却很小，所以呼吸很快，心跳也会比大人快一些——可以达到每分钟 120 ~ 150 次呢。

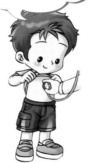

听听我的心跳。

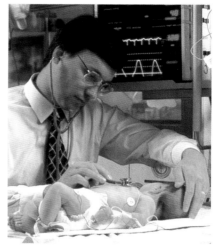

医生在为宝宝做心脏检查。

做健美操等有氧运动时，心跳可以达到每分钟 120 ~ 140 次。

智慧 小考官

你知道自己的心脏有多大吗？

人的心脏会随着身体的成长逐渐长大，但是一般来说，心脏的大小通常会比自己的拳头略大一些。

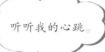

妈妈，我可以站着睡觉吗？

燕子可以边飞边睡，海豚总是睁着眼睛睡觉，马可以站着睡觉……看到动物们有这么多种奇怪的睡觉方式，你也许会瞪着好奇的大眼睛问："妈妈，我可以站着睡觉吗？"

实际上，睡眠是我们的身体由动渐渐入静的过程。我们睡着以后，心跳会减慢，呼吸的频率会降低，体温也比白天低一点。我们在躺着时，身体高度最小，心脏把血液送到全身各处所需要的能量也最小，身

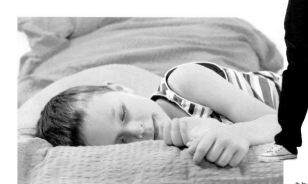

足够的睡眠可以使我们消除疲劳，恢复活力。

站着睡觉，人无法彻底得到放松。

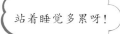

tǐ gè qì guān zuì fàng sōng　　wǒ men de shēn tǐ cái
体各器官最放松，我们的身体才

néng dé dào zuì chōng fèn de xiū xi　　ér wǒ men rú
能得到最充分的休息。而我们如

guǒ zhàn zhe shuì jiào de huà shuāng tuǐ jī ròu yào chǔ yú jǐn zhāng
果站着睡觉的话，双腿肌肉要处于紧张

zhuàng tài　　hái xū yào xiǎo nǎo fā chū zhǐ lìng　　bǎo chí shēn tǐ
状态，还需要小脑发出指令，保持身体

de píng héng　　shēn tǐ gè bù fen qì guān
的平衡，身体各部分器官

dōu dé bu dào fàng sōng　　wú fǎ
都得不到放松，无法

zhēn zhèng de　　jìn rù mèng xiāng
真正地进入梦乡。

站着睡觉多累呀！

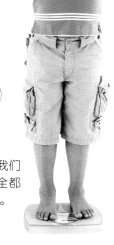

站着的时候，我们的肌肉、神经全都处于紧张状态。

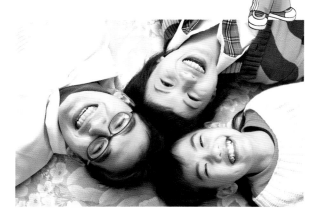

躺着睡觉最舒适。

智慧 小考官

什么样的睡姿最科学？

　　平躺着睡觉容易使舌根下坠，阻塞呼吸，而且醒来后会感觉很累。趴着睡容易被枕头堵住口鼻，影响呼吸。左侧身睡会压迫心脏。所以，右侧身的睡姿才最科学。

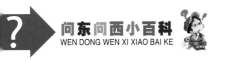
为什么人一害羞就会脸红?

有的小朋友可害羞了,每当他们见到陌生的叔叔阿姨、不熟悉的小朋友,或是在课堂上回答问题的时候,脸上总是红扑扑的,看上去就像是一个红彤彤的大苹果,十分可爱。为什么人一害羞,脸就会红呢?

当人感到害羞时,精神就会立刻紧张起来,新陈代谢会加快,支配血

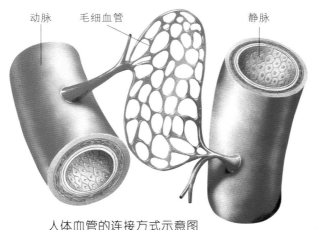

动脉　　毛细血管　　　　静脉

人体血管的连接方式示意图

小朋友在害羞时,脸蛋就会变得红扑扑的。

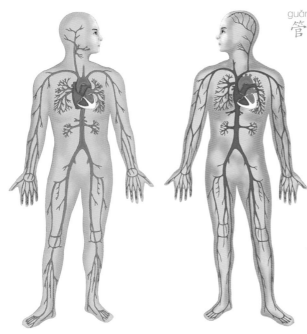

遍布全身的血管

guǎn hé xīn zàng de shén jīng yě huì mǎ shàng xīng fèn
管和心脏的神经也会马上兴奋

qǐ lai　　　zhè shí　　rén liǎn shang de máo xì
起来。这时，人脸上的毛细

xuè guǎn jiù huì kuò zhāng　liú dào liǎn shang de
血管就会扩张，流到脸上的

xuè yè jiù huì xùn sù zēng duō　　ér liǎn bù
血液就会迅速增多，而脸部

de pí fū hěn báo　　suǒ yǐ liǎn kàn qǐ
的皮肤很薄，所以脸看起

lai jiù hóng pū pū de la
来就红扑扑的啦！

运动时，皮肤和
肌肉部分的血液
流量增加。

我一害羞就脸红。

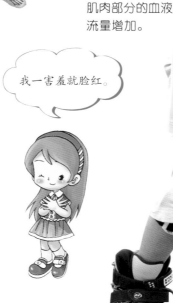

智慧 小考官

为什么我们的血管看起来是
青色的？

　　我们能够看到的血管是距
离皮肤很近的静脉血管，静脉血
管中的血颜色暗红，透过体表，
就会呈现出青色了。

为什么人都要呼吸？

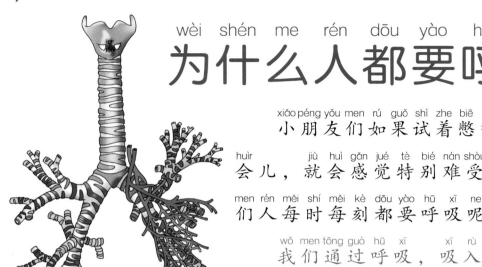

气管结构示意图

小朋友们如果试着憋气，过不了一会儿，就会感觉特别难受。为什么我们人每时每刻都要呼吸呢？

我们通过呼吸，吸入空气中的氧气，并把氧气输送到身体的各个部位，以保障人体的正常活动。呼吸还可以将

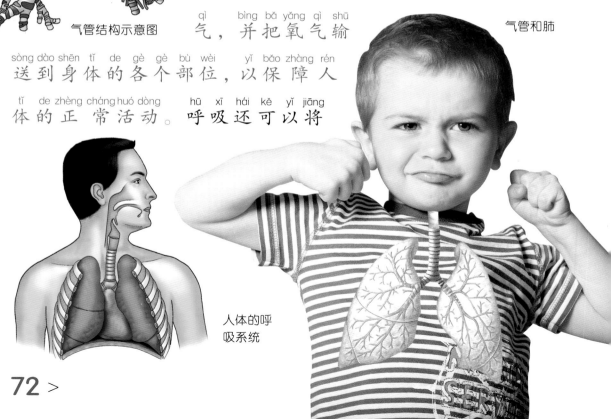

气管和肺

人体的呼吸系统

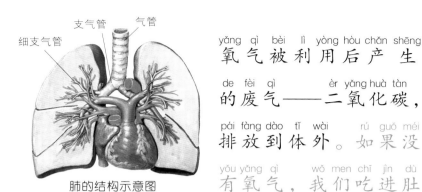

细支气管　支气管　气管

肺的结构示意图

<small>yǎng qì bèi lì yòng hòu chǎn shēng</small>
氧气被利用后产生

<small>de fèi qì　　　è r yǎng huà tàn</small>
的废气——二氧化碳，

<small>pái fàng dào tǐ wài　　rú guǒ méi</small>
排放到体外。如果没

<small>yǒu yǎng qì　　wǒ men chī jìn dù</small>
有氧气，我们吃进肚

<small>zi li de dōng xi jiù bù néng zhuǎn biàn wéi néng liàng　xīn zàng　dà</small>
子里的东西就不能转变为能量，心脏、大

<small>nǎo hé shǒu jiǎo dōu huì tíng zhǐ huó dòng　rén de shēng mìng yě jiù jié</small>
脑和手脚都会停止活动，人的生命也就结

<small>shù le　　suǒ yǐ　　wǒ men</small>
束了。所以，我们

<small>bì xū bù tíng de hū xī</small>
必须不停地呼吸

<small>xīn xiān kōng qì</small>
新鲜空气。

氧气
21%

二氧化碳
0.03%

其他 0.97%

氮气 78%

吸气时的空气组成

二氧化碳
4%

氧气 15%

其他 3%

氮气 78%

呼气时的空气组成

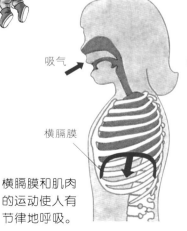

宇航员需要携带能
供给氧气的设施。

智慧 小考官

人一分钟呼吸多少次?

　　正常情况下，成人每分钟
呼吸 16～20 次，小朋友的呼
吸可能会急促一些，次数要多
一些。

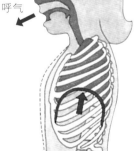

吸气

呼气

横膈膜

横膈膜和肌肉
的运动使人有
节律地呼吸。

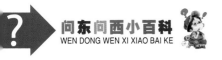
我们是怎么呼吸的？

我们每时每刻都在呼吸，即使是在睡觉的时候，我们的呼吸也在忙碌地进行着。那么，小朋友们知道我们是怎么呼吸的吗？

我们的呼吸其实是依靠

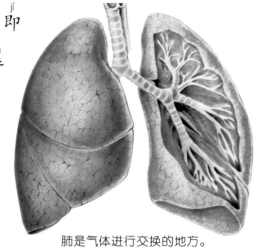

肺是气体进行交换的地方。

身体里面的呼吸系统来完成的。肺是呼吸系统里面最重要的一个器官，我们吸入的氧气和呼出的二氧化碳都是在肺里进行交换的。我们吸入的氧气进入肺里的肺泡后，会透过肺泡壁和毛细血管壁进入血液里，随着血液的流

肺泡就像一个个的小气球。

dòng dào dá quán shēn gè chù　　ér xuè yè li
动 到 达 全 身 各 处 。 而 血 液 里

de　èr yǎng huà tàn yě huì bèi pái dào fèi pào
的 二 氧 化 碳 也 会 被 排 到 肺 泡

li　tōng guò hū qì pái chū tǐ wài　　zhěng
里 , 通 过 呼 气 排 出 体 外 。 整

gè hū xī guò chéng jiù zhè yàng wán chéng le
个 呼 吸 过 程 就 这 样 完 成 了 。

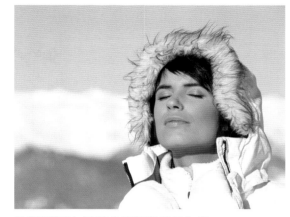

我们呼气时,肺部的空气就少了许多。

智慧 小考官

肺泡是什么?

　　肺泡是肺内进行气体交换的小泡囊,像一个个小气球,有非常薄的壁,有利于气体的通过。

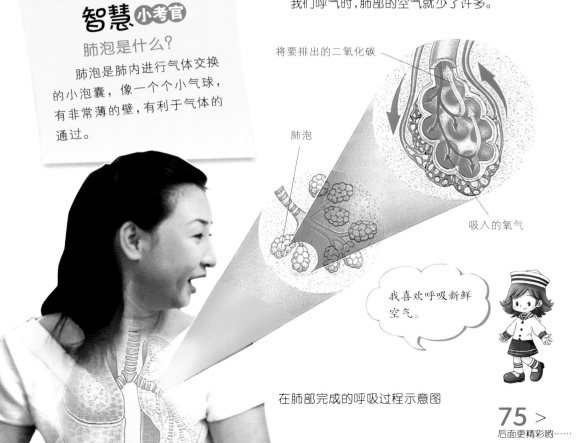

将要排出的二氧化碳

肺泡

吸入的氧气

我喜欢呼吸新鲜空气。

在肺部完成的呼吸过程示意图

我们是怎么发出声音的?

我们的喉咙真是太奇妙啦!在我们还不会说话的时候,喉咙里就能发出咿呀学语的声音,还可以发出哭声、笑声……等我们渐渐长大一些后,喉咙里不仅能发出语音,还可以唱出悦耳动听的歌呢!喉咙怎么会有这么高强的本领啊?它到底是怎么发出声音的呢?

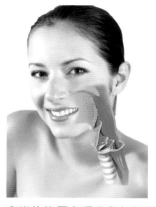

声带的位置在咽喉和气管之间。

我们的喉咙就像一个盒子,在它的中央部分有两根像橡皮筋一样的声带。当肺里挤压出来的空气通过声带时,声带产

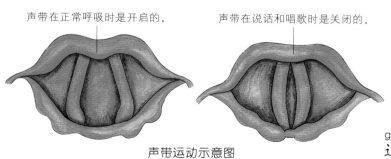

声带在正常呼吸时是开启的。

声带在说话和唱歌时是关闭的。

声带运动示意图

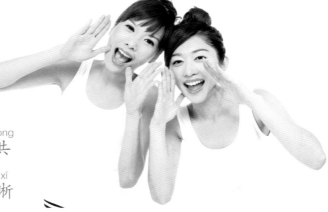

shēng zhèn dòng jiù fā chū le shēng yīn
生 振 动 ，就 发 出 了 声 音 。

bú guò shēng dài běn shēn fā chū de shēng
不 过 ，声 带 本 身 发 出 的 声

yīn shì mó hu bù qīng de hái yào yī
音 是 模 糊 不 清 的 ，还 要 依

kào zuǐ chún yá chǐ shé tou hé miàn jiá gòng
靠 嘴 唇 、牙 齿 、舌 头 和 面 颊 共

tóng zuò yòng cái néng shǐ shēng yīn biàn de qīng xī
同 作 用 ，才 能 使 声 音 变 得 清 晰

xiǎng liàng
响 亮 。

我们每个人的声音都不
一样。

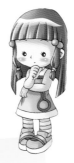

小孩子的声音都
是奶声奶气的。

智慧 小考官

为什么嗓音有高有低?

嗓音的高低是由声带的紧
张程度、呼出的气体多少决定
的。声带的紧张程度越高，呼出
的气体越多，嗓音就越高。高音
歌唱家的嗓音很高，是因为他们
在歌唱时绷紧了声带，呼出了大
量的气体。

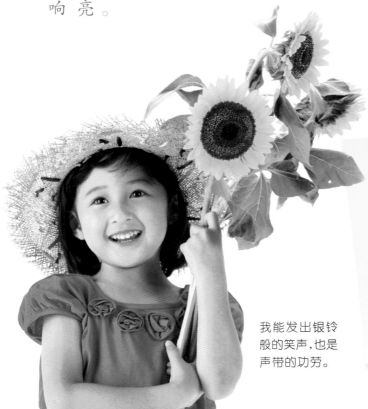

我能发出银铃
般的笑声,也是
声带的功劳。

为什么牙齿能嚼东西？

牙齿

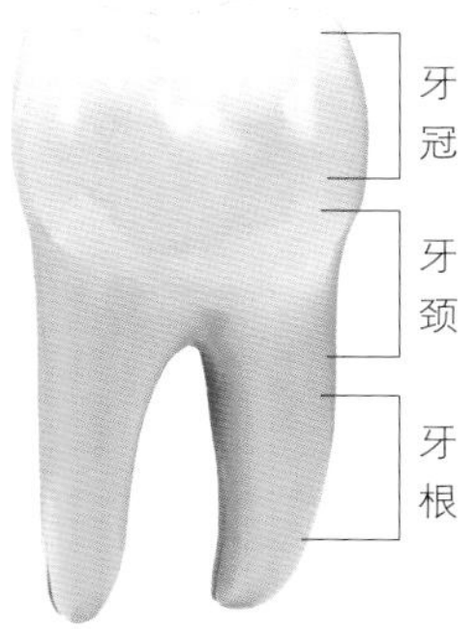

小朋友有没有注意到，吃东西时，不管是蔬菜、水果，还是肉类，只要到了我们的嘴里，都能被我们小小的牙齿咬断、磨碎、嚼烂。牙齿为什么能嚼东西呢？

牙冠
牙颈
牙根

别看牙齿小小的，看起来不起眼，它可是消化系统的第一关，是我们人体不可缺少的重要器官！我们的牙齿形状各不相同，有的是扁的，有的是尖的。而不同形状的牙齿又有着不同的本领：嘴巴里最前面的牙齿又扁又宽，形状就像是凿子，它们叫门牙，

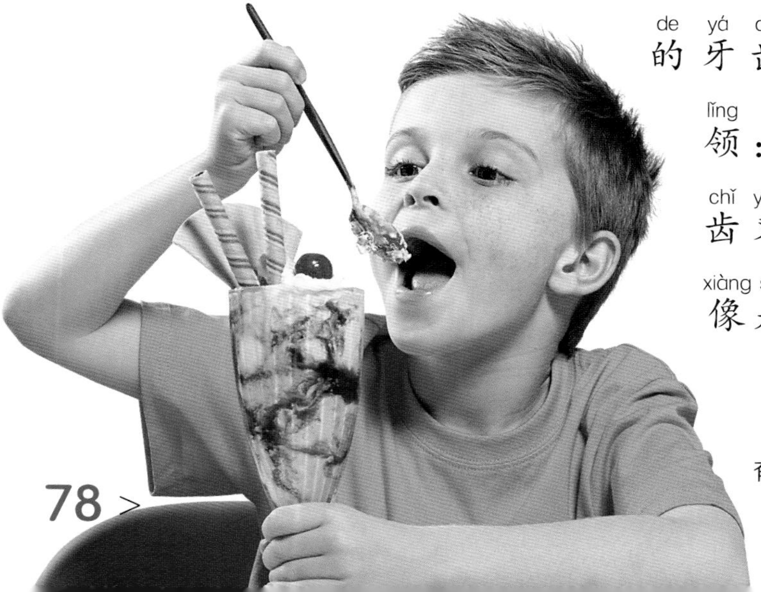

有了牙齿，我才能享受美味。

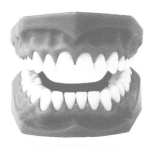

牙周组织与牙龈

zhuān guǎn bǎ shí wù yǎo duàn　mén yá hòu bian　kào jìn zuǐ jiǎo liǎng
专管把食物咬断；门牙后边、靠近嘴角两

biān shàng xià gè yǒu yí duì jiān jiān de yá chǐ　jiào quǎn yá　zhuān
边，上下各有一对尖尖的牙齿，叫犬牙，专

guǎn sī suì shí wù　zuǐ ba zuì
管撕碎食物；嘴巴最

lǐ miàn de yá chǐ jiào mó yá
里面的牙齿叫磨牙，

jiù xiàng xiǎo mò pán de shàng xià liǎng shàn　kě yǐ jiāng shí
就像小磨盘的上下两扇，可以将食

wù mó suì hé jiáo làn　yǐ fāng biàn wǒ men tūn yàn
物磨碎和嚼烂，以方便我们吞咽。

yǒu le zhè xiē xíng zhuàng gè yì　běn lǐng gāo qiáng de yá
有了这些形状各异、本领高强的牙

chǐ　yǎo suì shí wù dāng rán jiù bù chéng wèn tí la
齿，咬碎食物当然就不成问题啦！

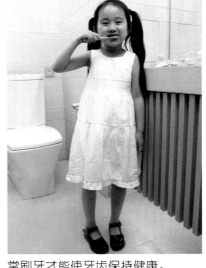

常刷牙才能使牙齿保持健康。

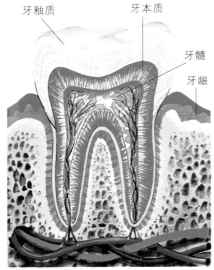

牙釉质　牙本质
牙髓
牙龈

牙齿的外部结构示意图

牙齿好，胃口才能好！

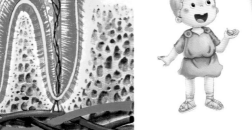

智慧 小考官

牙齿由哪几部分构成？

　　牙齿是人体最硬的器官，每一颗牙齿都由牙冠、牙颈和牙根组成。牙冠显露在口腔中，牙颈藏在牙龈里面，而牙根则深深地扎根在牙槽骨中。

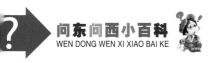

呜呜呜，乳牙掉了怎么办？

不知道从什么时候起，小朋友们就开始掉牙齿了。缺少了牙齿不仅吃东西不方便，而且看着也不漂亮啊，很多小朋友都为这个着急得直哭呢！可是，妈妈却说掉的牙齿是乳牙，掉了也没有关系。乳牙掉了没有关系，这是为什么呢？

在我们的一生中，每个人都会有两副牙齿：一副叫乳牙，小而不耐磨；另一副是恒牙，大而耐磨。我们从妈

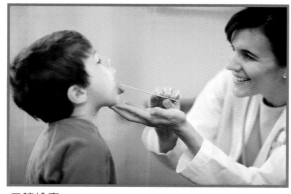

口腔检查

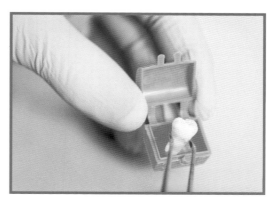

牙齿的最外面是一层坚硬的珐琅质，里面则是和牙齿外形非常相似的空腔。

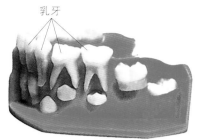

乳牙

3岁左右的牙齿

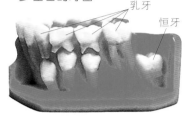

乳牙

恒牙

6岁左右的牙齿

mā dù zi li shēng chu lai hòu bù jiǔ　zuǐ li jiù huì
妈肚子里生出来后不久，嘴里就会

zhǎng chū yì xiē xiǎo rǔ yá　dào　suì zuǒ yòu shí
长出一些小乳牙。到6岁左右时，

kǒu qiāng de zuì lǐ miàn huì zhǎng chū mó yá　mó yá shì
口腔的最里面会长出磨牙，磨牙是

bú huì zài huàn de　dàn cǐ shí
不会再换的。但此时

qí tā de xiǎo rǔ yá huì tuō
其他的小乳牙会脱

luò　wǒ men jiù kāi shǐ huàn yá le
落，我们就开始换牙了。

> 多吃些坚果等较硬的食物，能使牙齿更加健美。

rǔ yá tuō luò zhī hòu　héng yá huì màn màn zhǎng chu lai　tā men shì hé jǔ
乳牙脱落之后，恒牙会慢慢长出来，它们适合咀

jué　shì wǒ men chī fàn de hǎo bāng shǒu
嚼，是我们吃饭的好帮手！

智慧 小考官

牙齿是实心的吗?

从外观上来看，牙齿好像一粒粒小石头，其实，牙齿的里面是一个空腔，叫作牙髓腔。牙髓腔里布满血管和神经，它们能使牙齿获得营养，还能感觉到食物的冷、热、软、硬。

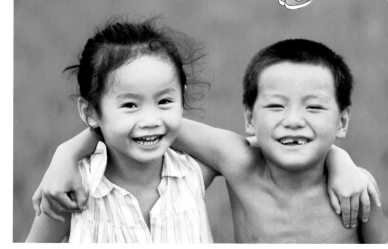

六七岁时，小朋友们就开始换牙了。

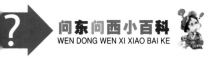
哎呀，牙齿上怎么有个洞？

有的小朋友有时会感到牙齿疼得厉害，去医院一检查才发现，原来自己有了蛀牙，牙齿上出现了一个大洞！可是好好儿的，牙齿上怎么会出现大洞呢？这个洞是谁啃的呢？

其实，牙齿上的这个洞是小朋友自己

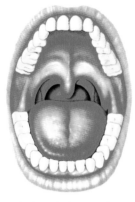

各种牙齿在口腔中的位置示意图

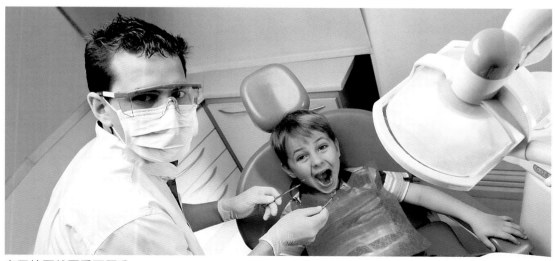

有了蛀牙就要看牙医哦。

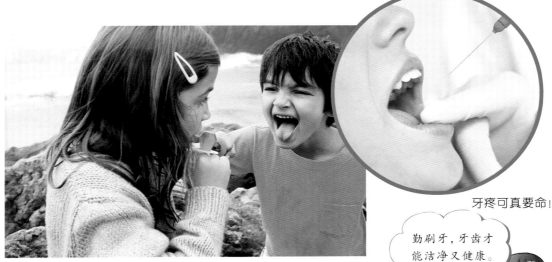

牙疼可真要命!

勤刷牙,牙齿才能洁净又健康。

我可没有蛀牙!

智慧 小考官

人体最硬的器官是什么?

当然是牙齿了。我们的牙齿是由牙釉质、牙本质和牙骨质三层硬组织,以及最里层的牙髓软组织构成的。牙冠外面那层白色半透明状的牙釉质十分坚硬,硬度仅次于金刚石。

zào chéng de　　yǒu xiē xiǎo péng yǒu píng
造 成 的 。 有 些 小 朋 友 平

shí chī wán dōng xi hòu bú shù kǒu
时 吃 完 东 西 后 不 漱 口 ,

wǎn shang shuì jiào qián yě bú ài shuā yá　zhè yàng
晚 上 睡 觉 前 也 不 爱 刷 牙 , 这 样 ,

shí wù de cán zhā jiù huì liú zài yá chǐ de fèng
食 物 的 残 渣 就 会 留 在 牙 齿 的 缝

xì li bìng màn màn fā jiào　jiàn jiàn xíng chéng yì
隙 里 并 慢 慢 发 酵 , 渐 渐 形 成 一

zhǒng suān xìng wù zhì　zhè zhǒng suān xìng wù zhì shí fēn kě pà　tā men huì fǔ shí yá
种 酸 性 物 质 。 这 种 酸 性 物 质 十 分 可 怕 , 它 们 会 腐 蚀 牙

chǐ biǎo miàn de yòu zhì　shí jiān jiǔ le　jiù huì xíng chéng yí gè dòng　zhè jiù shì zhù yá le
齿 表 面 的 釉 质 , 时 间 久 了 , 就 会 形 成 一 个 洞 , 这 就 是 蛀 牙 了 。

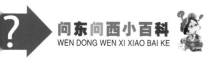

为什么馒头越嚼越甜？

小朋友，你们发现没有，我们吃馒头的时候嚼的时间越久，馒头就越甜。难道是馒头里面有糖吗？

其实，是我们的唾液把馒头里面的淀粉变成了麦芽糖，所以才会觉得甜。唾液是从唾液腺里分泌出来的。在我们的嘴巴附近，有三对唾液腺，它们像三条"小

我们吃馒头等面食时会觉得越嚼越甜，其实是唾液的功劳。

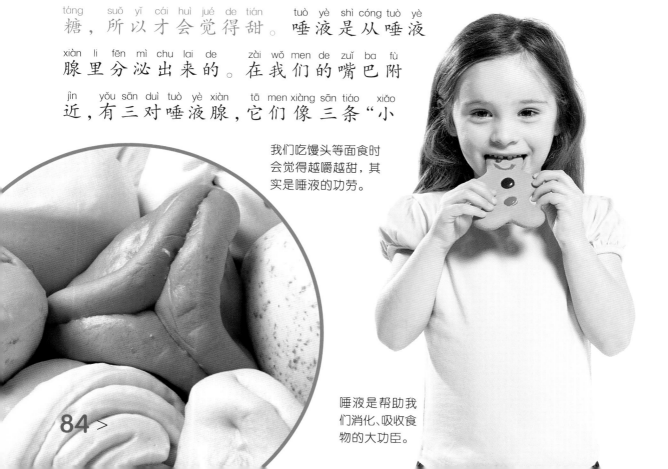

唾液是帮助我们消化、吸收食物的大功臣。

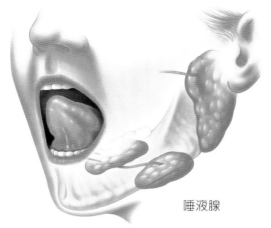

唾液腺

智慧 小考官

你知道唾液都有什么作用吗?

唾液可以使食物湿润、软化,润滑咽和食道,便于吞咽,还能冲掉口腔里残留的食物残渣,使牙齿保持清洁。

xī liú
溪流",每时每刻都在分泌唾液,所以我们的嘴巴里一天

dào wǎn dōu shì shī lù lù de　　tuò yè shì yì zhǒng xiāo huà yè　hán yǒu diàn fěn méi
到晚都是湿漉漉的。唾液是一种消化液,含有淀粉酶,

néng fēn jiě diàn fěn hé tàn shuǐ huà hé wù　mán tou zài jǔ jué de guò chéng zhōng yǔ tuò
能分解淀粉和碳水化合物。馒头在咀嚼的过程中与唾

yè chōng fèn hùn hé　qí zhōng de diàn fěn jiù zhú jiàn bèi fēn jiě　biàn chéng le tián tián de
液充分混合,其中的淀粉就逐渐被分解,变成了甜甜的

mài yá táng　jiáo de shí jiān cháng yì diǎn　zhuǎn huà chéng de mài yá
麦芽糖。嚼的时间长一点,转化成的麦芽

táng jiù duō yì xiē
糖就多一些,

suǒ yǐ wǒ men jiù huì
所以我们就会

jué de mán tou yuè jiáo
觉得馒头越嚼

yuè tián le
越甜了。

可不能小瞧唾液啊!

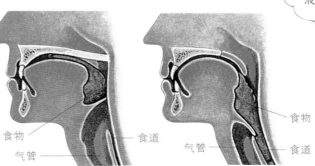

食物　食物　食道　食物　气管　食道　气管　食道

食物的吞咽过程示意图

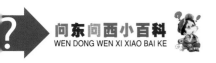
为什么弯腰不会使食物流出来？

食物经过牙齿的咀嚼和唾液的消化分解后，就被我们吞到肚子里去了。可是，食物为什么肯乖乖地待在肚子里，即使我们弯腰或是头朝下，它们也不会流出来呢？

我们通常所说的食物进到了肚子里，严格来说应该是，食物在食道的蠕动下进入了我们的胃里。胃是储存和消

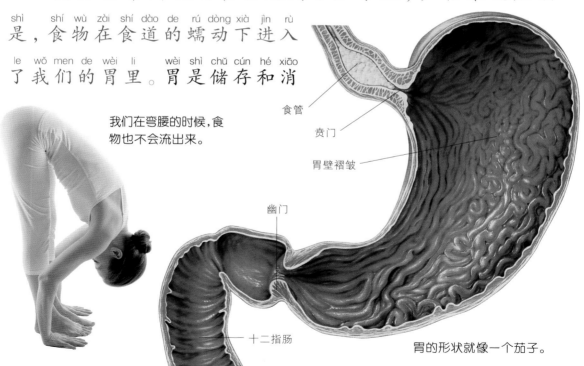

我们在弯腰的时候，食物也不会流出来。

食管

贲门

胃壁褶皱

幽门

十二指肠

胃的形状就像一个茄子。

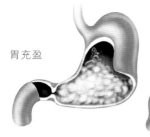
胃充盈

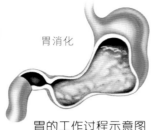
胃消化

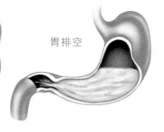
胃排空

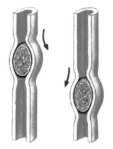

胃的工作过程示意图

食物在食道的蠕动示意图

huà shí wù de zuì zhǔ yào qì guān xíng zhuàng xiàng yí gè qié zi
化食物的最主要器官，形状像一个茄子。

zài shí dào hé wèi lián jiē de dì fang yǒu yí kuài bǎ shǒu zài nà lǐ de kuò yuē jī
在食道和胃连接的地方，有一块把守在那里的括约肌——

bēn mén bēn mén shì wèi de shǒu mén yuán dāng wǒ men yào yàn xià shí wù shí bēn mén jiù
贲门。贲门是胃的守门员，当我们要咽下食物时，贲门就

huì shū zhāng dāng shí wù jìn rù wèi li hòu bēn mén jiù huì shōu suō bǎ wèi de dà mén
会舒张；当食物进入胃里后，贲门就会收缩，把胃的大门

láo láo guān zhù yǒu le zhè ge shǒu mén yuán shí wù xiǎng pǎo yě pǎo bù chū lái la
牢牢关住。有了这个守门员，食物想跑也跑不出来啦！

智慧 小考官

胃是怎么消化食物的？

当食物进入胃里后，胃会对食物进行粉碎处理。胃部的肌肉来回揉搓，把食物变成糊状物，这样消化起来就更容易了。食物经过研磨，就变成了浓稠的食糜。

吃下去的食物，主要依靠胃部的肌肉来搅拌和研磨，帮助吸收营养。

胃是食物的重要加工站。

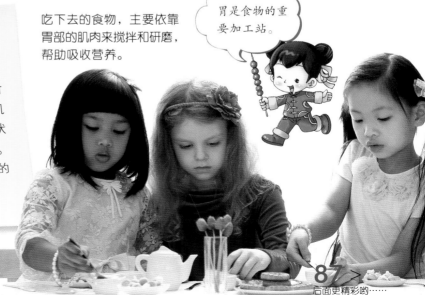

87
后面更精彩哟……

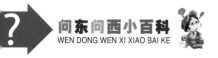
肚子饿了为什么会叫唤?

小朋友,你有这样的经验吗?每当早晨刚刚起床或是玩了一下午感到饥饿的时候,都会听到从肚子里传来奇怪的声音——"咕噜噜"。为什么一饿,肚子就发出这种声音?难道肚子也会开口说话吗?

肚子当然不会开口说话。它之所以发出"咕噜噜"的声音,是因为食物在胃里消化完后,胃的收缩就逐渐加强。胃部强烈的收缩通过神经

胃是消化和储存食物的场所。

胃壁是胃的重要组成部分,它像搅拌机一样不停地运动,帮助消化食物。图为胃壁剖面示意图。

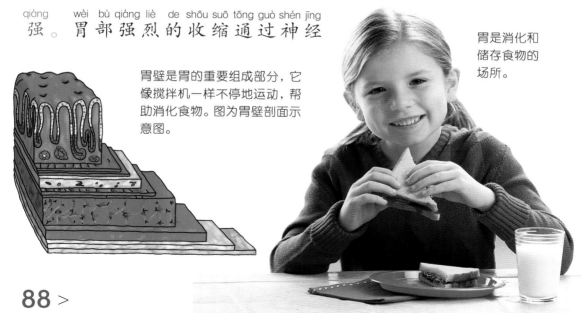

chuán dào wǒ men de dà nǎo li shǐ wǒ men chǎn shēng jī
传到我们的大脑里，使我们产生饥

è gǎn zhè zhǒng qiáng liè de wèi shōu suō yùn dòng jiù jiào
饿感。这种强烈的胃收缩运动就叫

jī è shōu suō dāng wèi jìn xíng jī è shōu suō shí wèi
饥饿收缩。当胃进行饥饿收缩时，胃

li de yè tǐ hé wǒ men tūn xia qu de qì tǐ huì bèi
里的液体和我们吞下去的气体会被

jǐ lái jǐ qù zhè shí dù zi jiù huì fā chū gū lū
挤来挤去，这时，肚子就会发出"咕噜

lū de shēng yīn le
噜"的声音了。

肚子好饿啊！

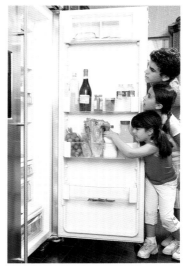

肚子又在"咕噜噜"地叫唤着，提醒我们该吃东西了。

智慧 小考官

胃能容纳多少食物呢？

我们的胃在自然空腹状态下只有拳头大小，不过，它的伸缩性很强。我们在吃东西后，胃开始慢慢变大。在人的一生中，胃几乎要接纳数百吨食物和水。

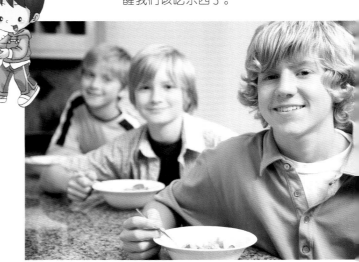

胃的工作很繁重，我们吃东西的时候要细嚼慢咽。

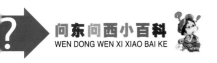
我们吃下去的东西去哪儿了？

小朋友现在已经知道，吃进嘴里的东西经过牙齿的咀嚼后，进入胃里进行消化。可是，被消化了的食物又到哪里去了呢？它们该不会凭空蒸发掉吧？

凭空蒸发？亏你想得出来！实话告诉你吧，经过胃消化的食物还只是处于半消化状态，它们的"人体旅行"才刚刚开始。胃只是将大块儿大块儿的食物消化成了糊状的食物，这些糊状食物离开胃以后，会进入另一个器

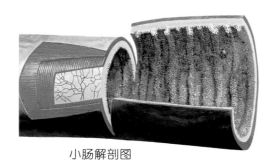

小肠解剖图

长长的小肠盘曲在我们的腹部。

90 >

官——小肠。食物被彻底地消化和吸收的过程，主要是在小肠里进行的。食物中的脂肪、乳糖和蔗糖之类的物质被分解成微粒，透过小肠壁和血管壁，被小肠吸收，最终进入人体的血液中。而剩下的没有被消化吸收的物质，就进入了"旅行终点"——大肠。

智慧 小考官

你知道小肠有多长吗？

别看小肠弯弯曲曲地挤在一起，它可是消化系统中最长的器官。成年人的小肠长度约 6~7 米左右，相当于身高的 4 倍。

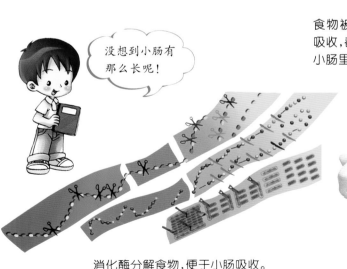

没想到小肠有那么长呢！

食物被彻底地消化吸收，都是在我们的小肠里完成的。

消化酶分解食物，便于小肠吸收。

肚子疼是病吗？

小朋友，你有过肚子疼的经历吗？那滋味可真不好受，有时会痛得让你在床上直打滚儿。那么，你知道是谁在你的肚子里捣乱，让你这么难受吗？

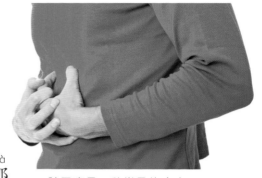

肚子疼是一种常见的病症。

蛔虫病是导致小朋友肚子疼的一个常见原因。小朋友如果经常吮吸手指，或者吃不干净的东西，就可能

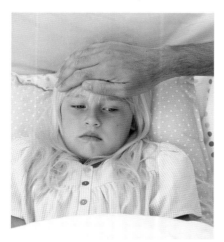

有时候发烧也会伴随着肚子疼。

把蛔虫的卵吃进肚子里。在肠道里，蛔虫卵会长成蛔虫。如果肠道里寄生的蛔虫太多，它们到处乱钻或是扭成一团，小朋友们就会觉得肚子疼了。为了避免感染蛔虫，小朋友们一定要仔细洗手，勤剪指

jiǎ yǎng chéng liáng hǎo de wèi shēng xí guàn
甲, 养成良好的卫生习惯。

cǐ wài lán wěi fā yán huò wèi jìng luán yě yǒu
此外, 阑尾发炎或胃痉挛也有

kě néng shì dǎo zhì xiǎo péng yǒu dù zi téng de yuán yīn
可能是导致小朋友肚子疼的原因。

rú guǒ xiǎo péng yǒu gāng gāng chī le rè de shí wù mǎ
如果小朋友刚刚吃了热的食物, 马

shàng yòu qù hē lěng yǐn jiù yǒu kě néng
上又去喝冷饮, 就有可能

cì jī wèi jī yǐn qǐ wèi jī de
刺激胃肌, 引起胃肌的

qiáng liè shōu suō chū xiàn dù zi
强烈收缩, 出现肚子

téng de zhèng zhuàng
疼的症状。

有时引起肚子疼的原因
有可能是肠胃发炎。

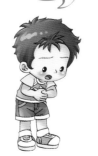

啊! 肚子好痛啊!

智慧 小考官

感染了蛔虫怎么办?

感染了蛔虫以后, 除了服药以外, 还要注意个人和饮食卫生, 蔬菜要洗净煮熟, 瓜果要洗净去皮, 不喝生水, 饭前便后要洗手等, 避免重复感染。

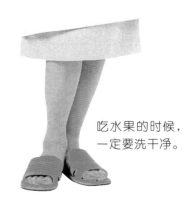

吃水果的时候, 一定要洗干净。

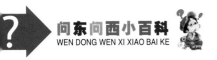
粪便为什么那么臭？

fèn biàn wèi shén me nà me chòu

我们每天吃的食物可丰富了，有

甜的蛋糕、酸的果汁、咸的腊肉……

可无论我们吃什么，最后排出的粪便

却都是一个味儿——臭！这是为什么呢？

虽然我们吃的是美味可口的食物，可这

些食物在消化的过程

中发生了化学变化。食

物经过胃和小肠的消化

和吸收，就只剩

大肠比小肠短，
但是比小肠粗。

半糊状

半流动状　　粪便形成过程示意图

糊状

液状

固态化

硬便

大肠与小肠切面

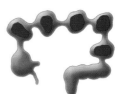

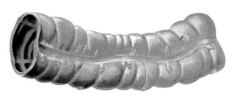

结肠是大肠的中间部分，对食物残渣作最后的处理，形成粪便。

xià shuǐ hé yì xiē xiān wéi sù le dāng tā men tōng guò dà cháng shí
下水和一些纤维素了。当它们通过大肠时，

shuǐ fèn bèi dà cháng xī shōu jìn rù xuè yè xiān wéi sù zé biàn wéi
水分被大肠吸收，进入血液，纤维素则变为

fèn biàn dà cháng zhōng yǒu xǔ duō xì jūn zhè xiē xì jūn zài chù
粪便。大肠中有许多细菌，这些细菌在处

lǐ zhè xiē shí wù cán zhā shí huì shēng chéng yì zhǒng hěn chòu de huà
理这些食物残渣时，会生成一种很臭的化

xué wù zhì tā men suí fèn biàn yì qǐ pái chu lai suǒ yǐ fèn biàn
学物质。它们随粪便一起排出来，所以粪便

wén qi lai huì chòu chòu de
闻起来会臭臭的。

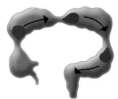

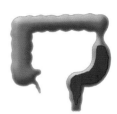

结肠处理食物残渣
时运动示意图

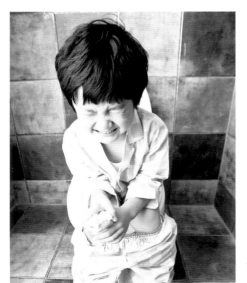

便便好臭啊！

智慧 小考官

大肠中寄生着有益细菌吗?

大肠中的确寄生着一些有益菌，如大肠杆菌、双歧杆菌等，它们可以制造出人体需要的维生素 B 和维生素 K。

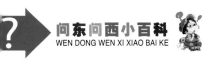

我们怎样清除身体里的废物？

我们每天都会吃进很多食物，并且通过呼吸吸进大量的氧气。在吸收营养物质和氧气的同时，我们的体内也产生了一些没有用处的废物，如粪便、尿、汗和二氧化碳。

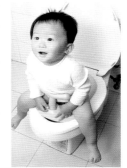

大小便是我们排出体内废物的主要方式。

我们每天在吸收营养的同时，身体里也会产生大量废物。

要想把这些废物排出体外，就要依靠排泄器官。人体的排泄器官包括能够排出二氧化碳的肺、

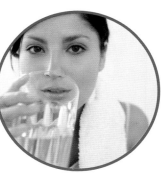

皮肤排出汗。

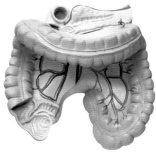

大肠的外形

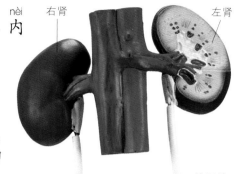

xíng chéng niào de shèn zàng　　yòng yú pái chū tǐ nèi
形 成 尿 的 肾 脏 、 用 于 排 出 体 内

yǒu hài wù zhì de gān zàng　　pái chū hàn yè de
有 害 物 质 的 肝 脏 、 排 出 汗 液 的

tǐ biǎo pí fū　　pái chū dà biàn de dà cháng hé
体 表 皮 肤 、 排 出 大 便 的 大 肠 和

gāng mén děng　　tā men bǎ rén tǐ chǎn shēng de
肛 门 等 。 它 们 把 人 体 产 生 的

fèi wù jí shí pái chū tǐ wài　　shǐ wǒ men néng gòu jiàn
废 物 及 时 排 出 体 外 , 使 我 们 能 够 健

kāng de shēng huó
康 地 生 活 。

右肾　左肾

输尿管

泌尿系统模型

膀胱

大小便是一种正常的生理现象。

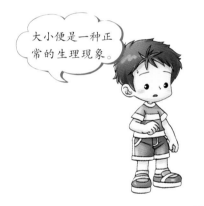

智慧 小考官

人为什么会放屁?

放屁是人体正常的生理现象。在食物消化的过程中,会产生一些废气,这些废气从肛门里跑出去,就变成了屁。

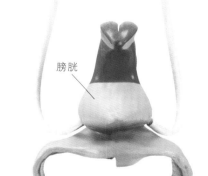

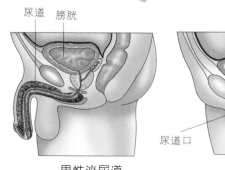

尿道　膀胱　　　　　　膀胱

尿道口

男性泌尿道　　　　女性泌尿道

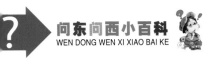
niào shì zěn me chǎn shēng de
尿是怎么产生的?

xū xū　　　　biē bu zhù la
"嘘嘘——憋不住啦!"

xiǎo péng yǒu měi tiān dōu huì sā jǐ cì niào
小朋友每天都会撒几次尿,

zhēn má fan　　kě shì wǒ men de shēn tǐ li zěn me huì yǒu nà me duō de niào a　　zhè
真麻烦!可是我们的身体里怎么会有那么多的尿啊?这

ge xiǎo má fan　shì zěn me chǎn shēng de　ya
个"小麻烦"是怎么产生的呀?

肾脏过滤血液形成尿液。

wǒ men rén tǐ chǎn shēng de　fèi yè jué
我们人体产生的废液绝

dà bù fen shì yǐ niào de xíng shì pái xiè diào
大部分是以尿的形式排泄掉

de　　chǎn shēng niào de　qì guān jiào shèn zàng
的。产生尿的器官叫肾脏,

tā hé quán tou yí yàng dà xiǎo　xíng zhuàng jiù
它和拳头一样大小,形状就

xiàng gè cán dòu　shèn zàng nèi yǒu jǐ bǎi wàn
像个蚕豆。肾脏内有几百万

膀胱储存尿液。

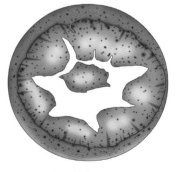

输尿管剖面图

泌尿系统工作示意图

gè wēi xiǎo de guò lǜ qì tā
个微小的过滤器，它

men bù tíng de cóng xuè yè zhōng
们不停地从血液中

chú qù fèi wù hé fèi shuǐ bìng
除去废物和废水，并

jiāng qīng jié hòu de xuè yè yùn huí
将清洁后的血液运回

xuè guǎn zhè xiē bèi chú qù de fèi wù
血管。这些被除去的废物

hé fèi shuǐ jiù chéng wéi le niào niào jīng guò shèn zàng guò lǜ
和废水就成为了尿。尿经过肾脏过滤

hòu yóu shū niào guǎn jìn rù páng guāng páng guāng zhuāng mǎn
后，由输尿管进入膀胱。膀胱装满

niào yè shí páng guāng bì kuò zhāng zhè shí dà nǎo jiù fā chū
尿液时，膀胱壁扩张，这时大脑就发出

zhǐ lìng tí xǐng nǐ gāi qù xiǎo biàn le
指令，提醒你该去小便了。

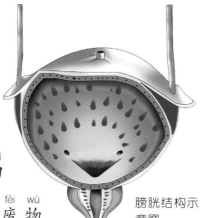

膀胱结构示
意图

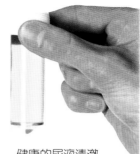

健康的尿液清澈
呈浅黄色。

多喝水，尿
液就不会这
么黄啦！

智慧 小考官

为什么不能憋尿？

　　憋尿时，膀胱会发胀、疼痛。
如果经常憋尿，就可能使泌尿系
统中的器官生病，影响我们的
健康，所以小朋友们千万不要
憋尿。

我们每天都要喝水，当
然也要尿尿了。

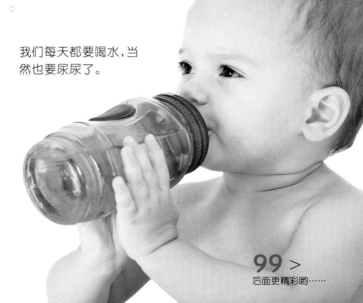

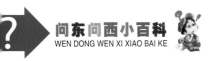
为什么我们每天都要吃饭？
wèi shén me wǒ men měi tiān dōu yào chī fàn

我们每天都要吃一些米、面之类的食
wǒ men měi tiān dōu yào chī yì xiē mǐ miàn zhī lèi de shí

物，还有一些肉、蛋、蔬菜和水果之类的东
wù hái yǒu yì xiē ròu dàn shū cài hé shuǐ guǒ zhī lèi de dōng

西。这些食物含有人体不可缺少的重要
xi zhè xiē shí wù hán yǒu rén tǐ bù kě quē shǎo de zhòng yào

鸡蛋和牛奶含有丰富的蛋白质。物质，能为我们提供所需要的营养。我
wù zhì néng wèi wǒ men tí gōng suǒ xū yào de yíng yǎng wǒ

们每天摄取的食物中，含有大量的蛋白质、糖类和脂肪，
men měi tiān shè qǔ de shí wù zhōng hán yǒu dà liàng de dàn bái zhì táng lèi hé zhī fáng

有规律地进食一日三餐是身体健康的保证。

只有每天摄入一定量的营养物质，我们才能保持健康。

^{rú ròu lèi zhōng hán yǒu dàn bái zhì hé zhī fáng tián diǎn zhōng hán yǒu táng}
如肉类中含有蛋白质和脂肪,甜点中含有糖

^{fèn děng cǐ wài shí wù zhōng hái hán yǒu xǔ duō wēi liàng yuán}
分等。此外,食物中还含有许多微量元

^{sù rú gài tiě xīn hé wéi shēng sù děng tā men dōu shì}
素,如钙、铁、锌和维生素等,它们都是

^{wǒ men wéi chí shēng mìng hé jiàn kāng chéng zhǎng de bì xū yíng}
我们维持生命和健康成长的必需营

^{yǎng suǒ yǐ wǒ men měi tiān dōu děi chī dōng xi}
养。所以,我们每天都得吃东西。

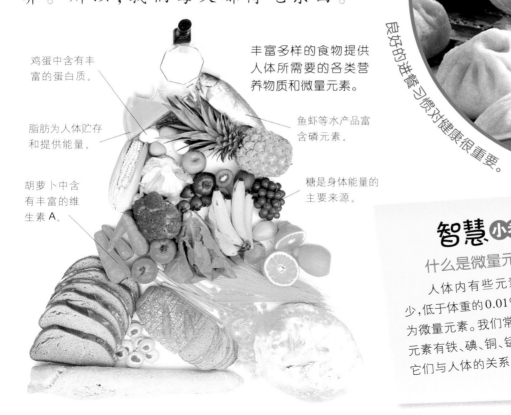

良好的进餐习惯对健康很重要。

鸡蛋中含有丰富的蛋白质。

脂肪为人体贮存和提供能量。

胡萝卜中含有丰富的维生素A。

丰富多样的食物提供人体所需的各类营养物质和微量元素。

鱼虾等水产品富含磷元素。

糖是身体能量的主要来源。

智慧 小考官

什么是微量元素?

人体内有些元素的含量很少,低于体重的0.01%,人们称之为微量元素。我们常见到的微量元素有铁、碘、铜、锰等20余种,它们与人体的关系非常密切。

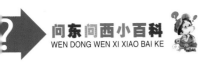

为什么不能只吃自己喜欢的东西？

wèi shén me bù néng zhǐ chī zì jǐ xǐ huan de
dōng xi

多吃鱼有益健康。

有的小朋友不喜欢吃青菜，只喜欢吃肉；也有的小朋友不喜欢喝牛奶，只喜欢喝果汁；还有的小朋友只喜欢吃甜食、巧克力，别的食物都不喜欢吃……挑食对吗？为什

吃东西要注意营养搭配。

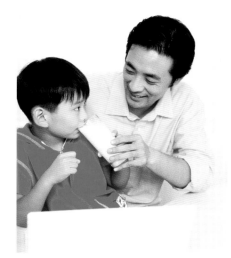

牛奶可以为我们补充钙质。

智慧 小考官

什么是维生素?

维生素是维持人体生命活动所必需的有机物质。维生素是个庞大的家族,目前所知的维生素就有几十种,每种维生素都有各自的作用。比如维生素 A 有助于保护视力,维生素 D 和 K 都能促进骨骼的生长等。

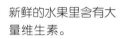

我以后吃饭再也不挑食了。

me wǒ men bù néng zhǐ chī zì jǐ xǐ huan de dōng xi ne
么我们不能只吃自己喜欢的东西呢?

xiǎo péng yǒu zhèng chù yú zhǎng shēn tǐ de shí qī xū
小朋友正处于长身体的时期,需

yào gè zhǒng gè yàng de yíng yǎng wù zhì ér zhè xiē yíng yǎng xū
要各种各样的营养物质,而这些营养需

yào cóng bù tóng de shí wù zhōng shè qǔ bǐ rú bō cài zhōng fù
要从不同的食物中摄取。比如,菠菜中富

新鲜的水果里含有大量维生素。

hán wéi shēng sù hé kuàng wù zhì xī hóng shì zhōng yǒu dà liàng de qié hóng sù shòu ròu shì
含维生素和矿物质,西红柿中有大量的茄红素,瘦肉是

wǒ men zhòng yào de dàn bái zhì lái yuán niú nǎi kě yǐ wèi wǒ men bǔ chōng gài zhì
我们重要的蛋白质来源,牛奶可以为我们补充钙质……

suǒ yǐ zhǐ yǒu bù tiāo shí bù piān shí de xiǎo péng yǒu cái néng cóng shí wù zhōng huò qǔ jūn
所以只有不挑食、不偏食的小朋友才能从食物中获取均

héng de yíng yǎng yǒu le jūn héng de yíng yǎng shēn tǐ cái néng jiàn kāng chéng zhǎng
衡的营养,有了均衡的营养,身体才能健康成长!

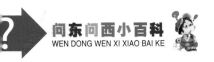
水为什么是最好的饮料?

橙汁、苹果汁、可乐、雪碧……世界上对身体最好的饮料是什么呢?有的小朋友说是可乐,有的小朋友会选果汁……哈哈,你们都错了,世界上对身体最好的饮料其实是水!

虽然碳酸饮料和果汁喝起来很可口,但多少都含有一些色素和香精,它们会让小朋友的食欲减退,对生长

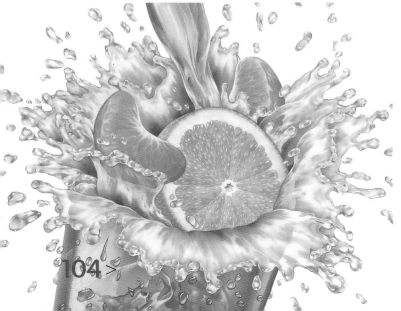

果汁可不是最好的饮料。

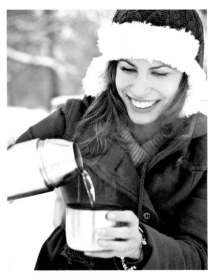

白开水才是对身体最好的饮料。

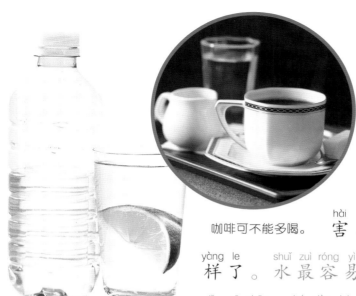

咖啡可不能多喝。

fā yù bú lì ér qiě tàn suān
发育不利。而且碳酸

yǐn liào zhōng de suān xìng wù zhì
饮料中的酸性物质

hái huì màn màn de fǔ shí wǒ men
还会慢慢地腐蚀我们

yá chǐ biǎo miàn de bǎo hù céng sǔn
牙齿表面的保护层，损

hài yá chǐ jiàn kāng shuǐ jiù bù yí
害牙齿健康。水就不一

yàng le shuǐ zuì róng yì jiě kě yě zuì róng yì bèi rén
样了。水最容易解渴，也最容易被人

tǐ xī shōu bú dàn bù hán yǒu rèn
体吸收，不但不含有任

hé duì rén tǐ yǒu hài de tiān jiā wù ér qiě hái hán yǒu xǔ
何对人体有害的添加物，而且还含有许

duō duì rén tǐ yǒu yì de kuàng wù zhì hé qí tā wēi liàng yuán
多对人体有益的矿物质和其他微量元

sù shì shì jiè shang duì shēn tǐ
素，是世界上对身体

zuì hǎo de yǐn liào
最好的饮料。

矿泉水

智慧 小考官

为什么饭前饭后不宜喝水?

　　水分能使食物膨胀，喝水过多的话，会延长消化时间，加重肠胃负担。同时，饭前饭后喝水还会冲淡口腔分泌的唾液以及胃分泌的胃酸、消化液等，导致消化不良，影响身体健康。

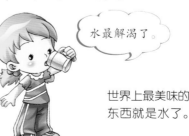

水最解渴了。

世界上最美味的
东西就是水了。

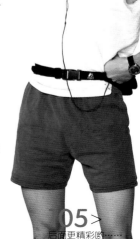

后面更精彩哟……

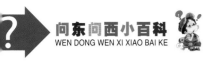
可爱的
宝宝

wǒ shì cóng nǎ lǐ lái de
我是从哪里来的？

wǒ shì cóng nǎ lǐ lái de xiǎo péng yǒu nǐ
"我是从哪里来的？"小朋友，你

wèn guo bà ba mā ma zhè yàng de wèn tí ma qí shí
问过爸爸、妈妈这样的问题吗？其实，

wǒ men měi gè rén de shēng mìng dōu shì cóng yí gè xì bāo
我们每个人的生命都是从一个细胞

kāi shǐ de wèi le zhì zào zhè ge xì bāo lái zì bà ba
开始的。为了制造这个细胞，来自爸爸

tǐ nèi de yí gè jīng zǐ shǒu xiān yào jìn rù mā ma tǐ nèi de luǎn zǐ zhōng shǐ luǎn zǐ
体内的一个精子，首先要进入妈妈体内的卵子中，使卵子

shòu jīng shòu jīng hòu de luǎn zǐ jiào zuò
受精。受精后的卵子叫作

shòu jīng luǎn shòu jīng luǎn yí cì yòu
受精卵，受精卵一次又

yí cì de fēn liè fán zhí chū
一次地分裂，繁殖出

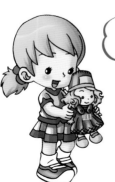

原来,我是这么来的呀!

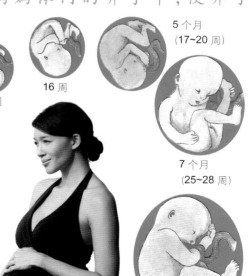

5 个月
(17~20 周)

16 周

12 周

11 周

7 个月
(25~28 周)

10 周

9 周

8 周

9 个月
(35~39 周)

宝宝在妈妈身体
里的成长过程

qiān qiān wàn wàn gè xiǎo xì bāo　　zhè xiē xiǎo xì
千千万万个小细胞，这些小细

bāo jiù xíng chéng le　yí gè tāi ér　　tāi ér
胞就形成了一个胎儿。胎儿

zài mā ma de zǐ gōng li zhú jiàn zhǎng dà　dào
在妈妈的子宫里逐渐长大，到

le dì　zhōu zuǒ yòu　bǎo bao jiù gāi cóng mā
了第39周左右，宝宝就该从妈

ma de dù zi li chū lai le
妈的肚子里出来了。

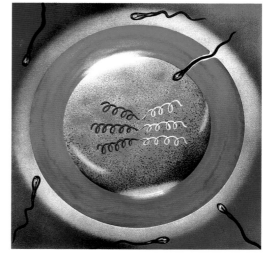

很多精子都在努力进
入卵子，但是最后只
能有一个精子与卵子
结合，形成卵细胞。

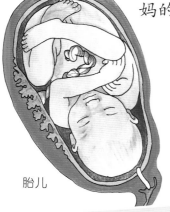

胎儿

智慧 小考官

胎儿是怎么发育的?

在 3 个月内，受精卵会很快发育成具有各个器官的胚胎。到 14 周时，小小的胎儿已完全成形。到 20 周时，胎儿就开始有力地活动，能做出握、松拳头、睁、闭眼睛等动作了。

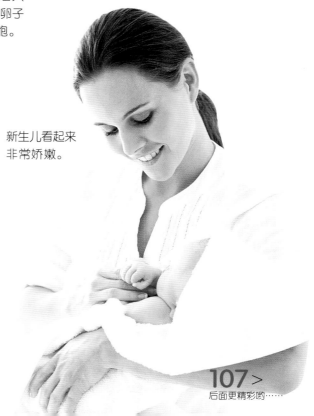

新生儿看起来
非常娇嫩。

为什么肚子上会有肚脐眼?

在很小的时候,小朋友们或许就对自己肚皮上那个神秘的肚脐眼产生过疑问:"我的肚皮上为什么会有这么一个奇怪的家伙呢?它又不能用来看东西!"

你可不要小看这个肚脐眼哦。肚脐眼是脐带剪断后留下的疤痕。脐带是胎儿的肚子和妈妈的子宫之间连着的一根管子,是胎儿和妈妈联系的纽带。当你还在妈

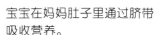

宝宝在妈妈肚子里通过脐带吸收营养。

在我们出生以后,脐带就被医生剪断了。

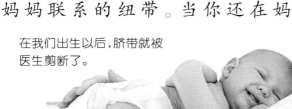
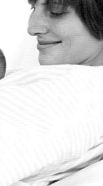

妈肚子里的时候，就是通过脐带来吸收营养、排出废物的。在你出生以后，不用再借助脐带来吸收营养了，脐带就完成了它的使命。所以大夫会把脐带剪断，并打上一个结，你的肚子上就永远留下了一个痕迹，那就是肚脐。

肚脐眼是脐带剪断后留下的疤痕。

智慧 小考官

肚脐眼可以使劲用手抠吗?

肚脐眼的皮肤很薄，是柔弱的组织，如果抠肚脐的话可能会造成皮肤红肿或发炎、感染，容易引发疾病。小朋友千万不能使劲抠肚脐眼哦!

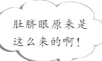

肚脐眼原来是这么来的啊!

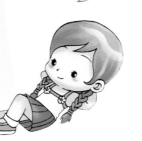

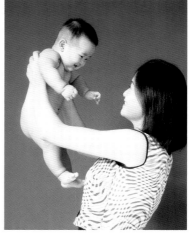

我们每个人的肚子上都有一个肚脐眼。

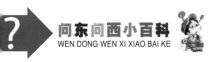
为什么我长得像爸爸、妈妈？

wèi shén me wǒ zhǎng de xiàng bà ba mā ma

当我们照镜子的时候会发现，自己有些地方长得

像爸爸，有些地方长得像妈妈，这种现象叫作遗传。

人体中承载遗传物质的是染色体。人体的体细胞里含

有22对常染色体和1对性染色体，人体的全

部遗传信息都附着在这些染

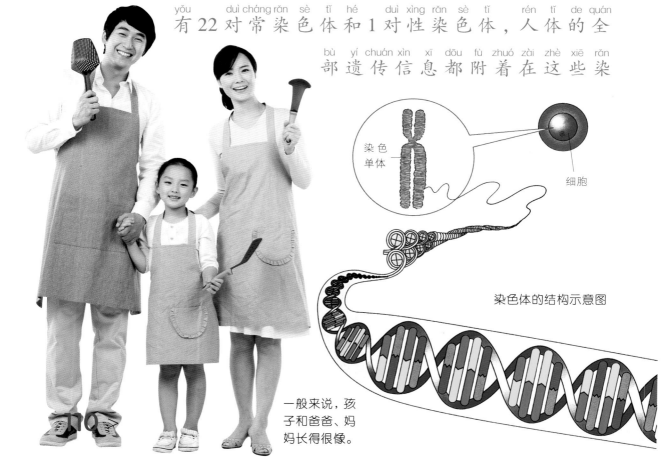

染色单体

细胞

染色体的结构示意图

一般来说，孩子和爸爸、妈妈长得很像。

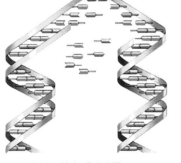

色体上。细胞每分裂一次，都会复制出一个和自身一模一样的染色体，形成一个和母细胞完全相同的新生细胞。这样就确保了下一代和上一代在遗传上的稳定性，这也是我们和爸爸、妈妈长得很像的原因。

DNA 的复制过程

我长得既像爸爸，又像妈妈。

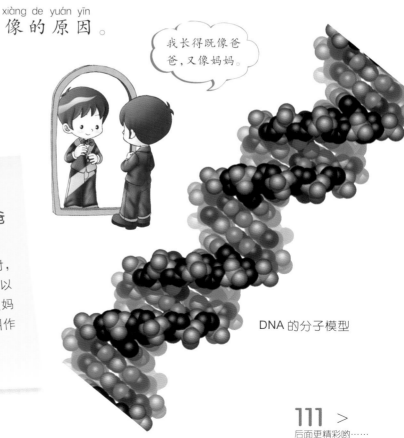

DNA 的分子模型

智慧小考官

为什么我们长得并不和爸爸、妈妈一模一样？

基因在遗传、复制的同时，还会不断地发生一些变化，所以我们的身上会有一些与爸爸、妈妈不一样的特征，这种现象叫作变异。

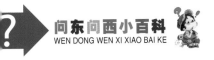
我们为什么会变老？

爷爷、奶奶已经是老年人了，爸爸、妈妈有一天也会变得和爷爷、奶奶一样老吗？还有，我们小朋友也会变老吗？人为什么会有这样的变化啊？

没错，和其他生物一样，我们人类也会经历出生、成长、成熟、衰老和死亡的过程。小朋友会一天天地长大，会变成爸爸、妈妈，而爸爸、妈妈有一天也会变成老爷爷、老奶奶。

衰老是一个自然过程，我们都会慢慢变老。

咳，咳，我老了！

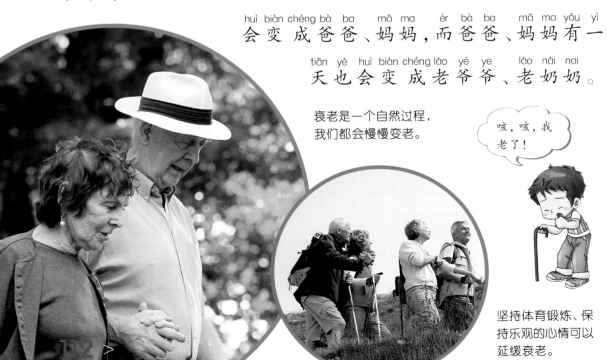

坚持体育锻炼、保持乐观的心情可以延缓衰老。

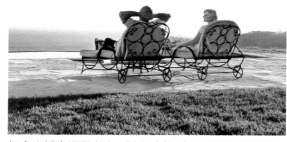

每个人都会经历出生、成长、成熟、衰老和死亡的过程。

zhè shì yīn wèi rén tǐ shì yóu xì bāo gòu
这是因为人体是由细胞构

chéng de wǒ men de shēn tǐ měi tiān dōu
成的，我们的身体每天都

zài fā shēng zhe xì wēi de biàn huà měi fēn
在发生着细微的变化，每分

měi miǎo dōu yǒu xì bāo zài sǐ wáng yǒu yì
每秒都有细胞在死亡，有一

xiē xì bāo sǐ wáng hòu kě yǐ zài shēng yǒu
些细胞死亡后可以再生，有

yì xiē zé wú fǎ zài shēng yú shì rén jiù huì zhú jiàn shuāi lǎo sǐ wáng jiù xiàng jī qì
一些则无法再生，于是人就会逐渐衰老、死亡。就像机器

yòng duō le huì mó sǔn yí yàng rén tǐ gè gè qì guān de gōng néng yě huì suí zhe nián líng
用多了会磨损一样，人体各个器官的功能也会随着年龄

de zēng zhǎng ér shuāi tuì wǒ men yě jiù màn màn de biàn lǎo le
的增长而衰退，我们也就慢慢地变老了。

步入老年期后，人的头发会变白，视力也会下降，但是积累的生活智慧和生活经验非常丰富。

智慧 小考官

人有哪些衰老的表现呢？

脑细胞退化和死亡、心脏功能减弱、血液循环减慢、关节变得僵硬、头发变白、牙齿脱落等，这些都是人衰老的表现。

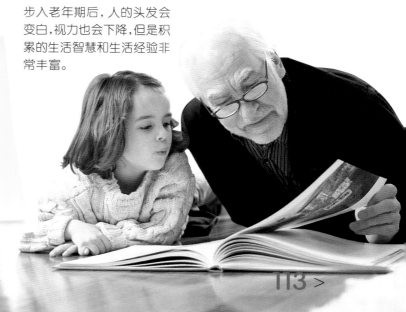

创世卓越 荣誉出品
Trust Joy Trust Quality

图书在版编目（CIP）数据

怪怪人体:妈妈,我可以站着睡觉吗？ / 龚勋主编.
—重庆:重庆出版社,2013.6
（问东问西小百科）
ISBN 978-7-229-06713-7

Ⅰ.①怪… Ⅱ.①龚… Ⅲ.①人体－儿童读物 Ⅳ.
①R32-49

中国版本图书馆CIP数据核字（2013）第 137274 号

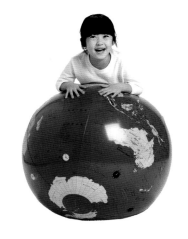

问东问西小百科

怪怪人体

妈妈，我可以站着睡觉吗？

总 策 划	邢 涛		邮 编	400016
主 编	龚 勋		网 址	http://www.cqph.com
设计制作	北京创世卓越文化有限公司		电 话	023-68809452
图片提供	全景视觉等		发 行	重庆出版集团图书
出 版 人	罗小卫			发行有限公司发行
责任编辑	郭玉洁　李云伟		经 销	全国新华书店经销
责任校对	谭荷芳		印 刷	北京丰富彩艺印刷有限公司
印 制	张晓东		开 本	889mm×1194mm　1/24
出 版	重庆出版集团 重庆出版社 出品　果壳文化传播公司 出品		印 张	5
			字 数	60 千
地 址	重庆长江二路 205 号		版 次	2013 年 7 月第 1 版
			印 次	2013 年 7 月第 1 次印刷
			书 号	ISBN 978-7-229-06713-7
			定 价	18.00 元